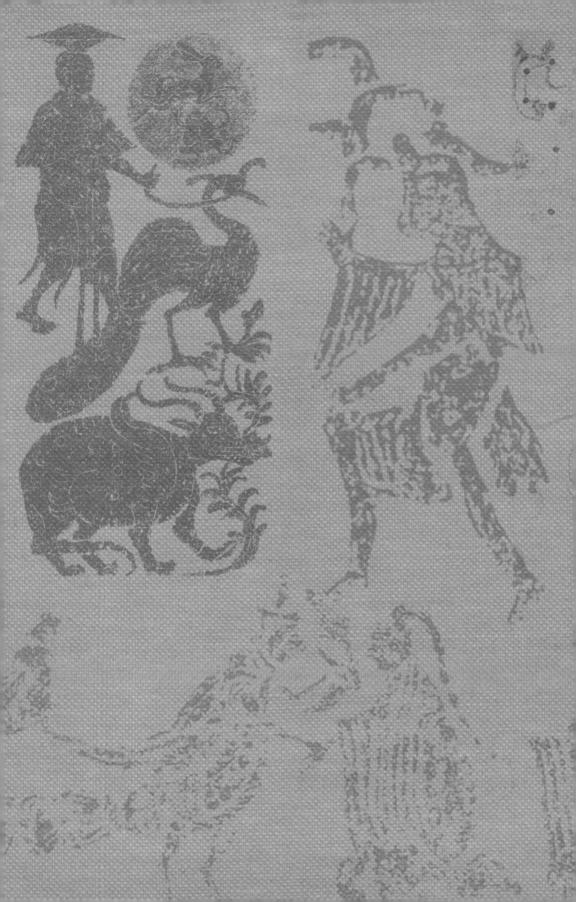

中国古医籍整理丛书

脉　微

明·施沛　纂述

张工彧　校注

中国中医药出版社
·北　京·

图书在版编目（CIP）数据

脉微/（明）施沛纂述；张工彧校注．—北京：中国中医药
出版社，2016.11（2022.3重印）
（中国古医籍整理丛书）
ISBN 978 - 7 - 5132 - 3278 - 4

Ⅰ．①脉…　Ⅱ．①施…②张…　Ⅲ．①脉学 - 中国 - 明代
Ⅳ．①R241.1

中国版本图书馆 CIP 数据核字（2016）第 071991 号

中国中医药出版社出版

北京经济技术开发区科创十三街 31 号院二区 8 号楼
邮政编码　100176
传真　010 - 64405721
廊坊市祥丰印刷有限公司印刷
各地新华书店经销

开本 710×1000　1/16　印张 8　字数 48 千字
2016 年 11 月第 1 版　2022 年 3 月第 2 次印刷
书号　ISBN 978 - 7 - 5132 - 3278 - 4

定价　25.00 元
网址　www.cptcm.com

服 务 热 线　010 - 64405510
购 书 热 线　010 - 89535836
维 权 打 假　010 - 64405753

微信服务号　zgzyycbs
微商城网址　https://kdt.im/LIdUGr
官 方 微 博　http://e.weibo.com/cptcm
天猫旗舰店网址　https://zgzyycbs.tmall.com

如有印装质量问题请与本社出版部联系（010 - 64405510）
版权专有　侵权必究

前言

中医药古籍是传承中华优秀文化的重要载体，也是中医学传承数千年的知识宝库，凝聚着中华民族特有的精神价值、思维方法、生命理论和医疗经验，不仅对于传承中医学术具有重要的历史价值，更是现代中医药科技创新和学术进步的源头和根基。保护和利用好中医药古籍，是弘扬中国优秀传统文化、传承中医学术的必由之路，事关中医药事业发展全局。

1949 年以来，在政府的大力支持和推动下，开展了系统的中医药古籍整理研究。1958 年，国务院科学规划委员会古籍整理出版规划小组在北京成立，负责指导全国的古籍整理出版工作。1982 年，国务院古籍整理出版规划小组召开全国古籍整理出版规划会议，制定了《古籍整理出版规划（1982—1990）》，卫生部先后下达了两批 200 余种中医古籍整理任务，掀起了中医古籍整理研究的新高潮，对中医文化与学术的弘扬、传承和发展，发挥了极其重要的作用，产生了不可估量的深远影响。

2007 年《国务院办公厅关于进一步加强古籍保护工作的意见》明确提出进一步加强古籍整理、出版和研究利用，以及

"保护为主、抢救第一、合理利用、加强管理"的方针。2009年《国务院关于扶持和促进中医药事业发展的若干意见》指出，要"开展中医药古籍普查登记，建立综合信息数据库和珍贵古籍名录，加强整理、出版、研究和利用"。《中医药创新发展规划纲要（2006—2020）》强调继承与创新并重，推动中医药传承与创新发展。

2003～2010年，国家财政多次立项支持中国中医科学院开展针对性中医药古籍抢救保护工作，在中国中医科学院图书馆设立全国唯一的行业古籍保护中心，影印抢救濒危珍本、孤本中医古籍1640余种；整理发布《中国中医古籍总目》；遴选351种孤本收入《中医古籍孤本大全》影印出版；开展了海外中医古籍目录调研和孤本回归工作，收集了11个国家和2个地区137个图书馆的240余种书目，基本摸清流失海外的中医古籍现状，确定国内失传的中医药古籍共有220种，复制出版海外所藏中医药古籍133种。2010年，国家财政部、国家中医药管理局设立"中医药古籍保护与利用能力建设项目"，资助整理400余种中医药古籍，并着眼于加强中医药古籍保护和研究机构建设，培养中医古籍整理研究的后备人才，全面提高中医药古籍保护与利用能力。

在此，国家中医药管理局成立了中医药古籍保护和利用专家组和项目办公室，专家组负责项目指导、咨询、质量把关，项目办公室负责实施过程的统筹协调。专家组成员对古籍整理研究具有丰富的经验，有的专家从事古籍整理研究长达70余年，深知中医药古籍整理研究的重要性、艰巨性与复杂性，履行职责认真务实。专家组从书目确定、版本选择、点校、注释等各方面，为项目实施提供了强有力的专业指导。老一辈专家的学术水平和智慧，是项目成功的重要保证。项目承担单位山东中医药大学、南京中医药大学、上海中医药大学、福建中医药大学、浙江省中医药研究院、陕西省中医药研究院、河南省中医药研究院、辽宁中医药大学、成都中医药大学及所在省市中医药管理部门精心组织，充分发挥区域间互补协作的优势，并得到承担项目出版工作的中国中医药出版社大力配合，全面推进中医药古籍保护与利用网络体系的构建和人才队伍建设，使一批有志于中医学术传承与古籍整理工作的人才凝聚在一起，研究队伍日益壮大，研究水平不断提高。

本着"抢救、保护、发掘、利用"的理念，该项目重点选择近60年未曾出版的重要古医籍，综合考虑所选古籍的保护价值、学术价值和实用价值。400余种中医药古籍涵盖了医经、基础理论、诊法、伤寒金匮、温病、本草、方书、内科、外科、女科、儿科、伤科、眼科、咽喉口齿、针灸推拿、养生、医案医话医论、医史、临证综合等门类，跨越唐、宋、金元、明以迄清末。全部古籍均按照项目办公室组织完成的行业标准《中医古籍整理规范》及《中医药古籍整理细则》进行整理校注，绝大多数中医药古籍是第一次校注出版，一批孤本、稿本、抄本更是首次整理面世。对一些重要学术问题的研究成果，则集中收录于各书的"校注说明"或"校注后记"中。

"既出书又出人"是本项目追求的目标。近年来，中医药古籍整理工作形势严峻，老一辈逐渐退出，新一代普遍存在整理研究古籍的经验不足、专业思想不坚定等问题，使中医古籍整理面临人才流失严重、青黄不接的局面。通过本项目实施，搭建平台，完善机制，培养队伍，提升能力，经过近5年的建设，锻炼了一批优秀人才，老中青三代齐聚一堂，有效地稳定了研究队伍，为中医药古籍整理工作的开展和中医文化与学术的传承提供必备的知识和人才储备。

本项目的实施与《中国古医籍整理丛书》的出版，对于加强中医药古籍文献研究队伍建设、建立古籍研究平台，提高古籍整理水平均具有积极的推动作用，对弘扬我国优秀传统文化，推进中医药继承创新，进一步发挥中医药服务民众的养生保健与防病治病作用将产生深远影响。

第九届、第十届全国人大常委会副委员长许嘉璐先生，国家卫生计生委副主任、国家中医药管理局局长、中华中医药学会会长王国强先生，我国著名医史文献专家、中国中医科学院马继兴先生在百忙之中为丛书作序，我们深表敬意和感谢。

由于参与校注整理工作的人员较多，水平不一，诸多方面尚未臻完善，希望专家、读者不吝赐教。

国家中医药管理局中医药古籍保护与利用能力建设项目办公室

二〇一四年十二月

许 序

"中医"之名立，迄今不逾百年，所以冠以"中"字者，以别于"洋"与"西"也。慎思之，明辨之，斯名之出，无奈耳，或亦时人不甘泯没而特标其犹在之举也。

前此，祖传医术（今世方称为"学"）绵延数千载，救民无数；华夏屡遭时疫，皆仰之以度困厄。中华民族之未如印第安遭染殖民者所携疾病而族灭者，中医之功也。

医兴则国兴，国强则医强。百年运衰，岂但国土肢解，五千年文明亦不得全，非遭泯灭，即蒙冤扭曲。西方医学以其捷便速效，始则为传教之利器，继则以"科学"之冕畅行于中华。中医虽为内外所夹击，斥之为蒙昧，为伪医，然四亿同胞衣食不保，得获西医之益者甚寡，中医犹为人民之所赖。虽然，中国医学日益陵替，乃不可免，势使之然也。呜呼！覆巢之下安有完卵？

嗣后，国家新生，中医旋即得以重振，与西医并举，探寻结合之路。今也，中华诸多文化，自民俗、礼仪、工艺、戏曲、历史、文学，以至伦理、信仰，皆渐复起，中国医学之兴乃属必然。

迄今中医犹为国家医疗系统之辅，城市尤甚。何哉？盖一则西医赖声、光、电技术而于20世纪发展极速，中医则难见其进。二则国人惊羡西医之"立竿见影"，遂以为其事事胜于中医。然西医已自觉将入绝境：其若干医法正负效应相若，甚或负远逾于正；研究医理者，渐知人乃一整体，心、身非如中世纪所认定为二对立物，且人体亦非宇宙之中心，仅为其一小单位，与宇宙万象万物息息相关。认识至此，其已向中国医学之理念"靠拢"矣，虽彼未必知中国医学何如也。唯其不知中国医理何如，纯由其实践而有所悟，益以证中国之认识人体不为伪，亦不为玄虚。然国人知此趋向者，几人？

国医欲再现宋明清高峰，成国中主流医学，则一须继承，一须创新。继承则必深研原典，激清汰浊，复吸纳西医及我藏、蒙、维、回、苗、彝诸民族医术之精华；创新之道，在于今之科技，既用其器，亦参照其道，反思己之医理，审问之，笃行之，深化之，普及之，于普及中认知人体及环境古今之异，以建成当代国医理论。欲达于斯境，或需百年欤？予恐西医既已醒悟，若加力吸收中医精粹，促中医西医深度结合，形成21世纪之新医学，届时"制高点"将在何方？国人于此转折之机，能不忧虑而奋力乎？

予所谓深研之原典，非指一二习见之书、千古权威之作；就医界整体言之，所传所承自应为医籍之全部。盖后世名医所著，乃其秉诸前人所述，总结终生行医用药经验所得，自当已成今世、后世之要籍。

盛世修典，信然。盖典籍得修，方可言传言承。虽前此50余载已启医籍整理、出版之役，惜旋即中辍。阅20载再兴整理、出版之潮，世所罕见之要籍千余部陆续问世，洋洋大观。

今复有"中医药古籍保护与利用能力建设"之工程，集九省市专家，历经五载，董理出版自唐迄清医籍，都400余种，凡中医之基础医理、伤寒、温病及各科诊治、医案医话、推拿本草，俱涵盖之。

噫！璐既知此，能不胜其悦乎？汇集刻印医籍，自古有之，然孰与今世之盛且精也！自今而后，中国医家及患者，得览斯典，当于前人益敬而畏之矣。中华民族之屡经灾难而益蕃，乃至未来之永续，端赖之也，自今以往岂可不后出转精乎？典籍既蜂出矣，余则有望于来者。

谨序。

第九届、十届全国人大常委会副委员长

许嘉璐

二〇一四年冬

王 序

　　中医学是中华民族在长期生产生活实践中，在与疾病作斗争中逐步形成并不断丰富发展的医学科学，是中国古代科学的瑰宝，为中华民族的繁衍昌盛作出了巨大贡献，对世界文明进步产生了积极影响。时至今日，中医学作为我国医学的特色和重要医药卫生资源，与西医学相互补充、相互促进、协调发展，共同担负着维护和促进人民健康的任务，已成为我国医药卫生事业的重要特征和显著优势。

　　中医药古籍在存世的中华古籍中占有相当重要的比重，不仅是中医学术传承数千年最为重要的知识载体，也是中医为中华民族繁衍昌盛发挥重要作用的历史见证。中医药典籍不仅承载着中医的学术经验，而且蕴含着中华民族优秀的思想文化，凝聚着中华民族的聪明智慧，是祖先留给我们的宝贵物质财富和精神财富。加强对中医药古籍的保护与利用，既是中医学发展的需要，也是传承中华文化的迫切要求，更是历史赋予我们的责任。

　　2010 年，国家中医药管理局启动了中医药古籍保护与利用能力建设项目。这既是传承中医药的重要工程，也是弘扬优秀民族文化的重要举措，不仅能够全面推进中医药的有效继承和创新发展，为维护人民健康作出贡献，也能够彰显中华民族的璀璨文化，为实现中华民族伟大复兴的中国梦作出贡献。

相信这项工作一定能造福当今，嘉惠后世，福泽绵长。

国家卫生和计划生育委员会副主任

国家中医药管理局局长

中华中医药学会会长

王国强

二〇一四年十二月

马 序

　　新中国成立以来，党和国家高度重视中医药事业发展，重视古籍的保护、整理和研究工作。自1958年始，国务院先后成立了三届古籍整理出版规划小组，分别由齐燕铭、李一氓、匡亚明担任组长，主持制定了《整理和出版古籍十年规划（1962—1972）》《古籍整理出版规划（1982—1990）》《中国古籍整理出版十年规划和"八五"计划（1991—2000）》等，而第三次规划中医药古籍整理即纳入其中。1982年9月，卫生部下发《1982—1990年中医古籍整理出版规划》，1983年1月，中医古籍整理出版办公室正式成立，保证了中医古籍整理出版规划的实施。2002年2月，《国家古籍整理出版"十五"（2001—2005）重点规划》经新闻出版署和全国古籍整理出版规划领导小组批准，颁布实施。其后，又陆续制定了国家古籍整理出版"十一五"和"十二五"重点规划。国家财政多次立项支持中国中医科学院开展针对性中医药古籍抢救保护工作，文化部在中国中医科学院图书馆专门设立全国唯一的行业古籍保护中心，国家先后投入中医药古籍保护专项经费超过3000万元，影印抢救濒危珍、善、孤本中医古籍 1640 余种，开展了海外中医古籍目录调研和孤本回归工作。2010 年，国家财政部、国家中医药管理局安排国家公共卫生专项资金，设立了"中医药古籍保护与利用能力建设项目"，这是继 1982~1986 年第一批、第二批重要中医药古籍整理之后的又一次大规模古籍整理工程，重点整理新中国成立后未曾出版的重要古籍，目标是形成并普及规范的通行本、传世本。

为保证项目的顺利实施，项目组特别成立了专家组，承担咨询和技术指导，以及古籍出版之前的审定工作。专家组中的许多成员虽逾古稀之年，但老骥伏枥，孜孜不倦，不仅对项目进行宏观指导和质量把关，更重要的是通过古籍整理，以老带新，言传身教，培养一批中医药古籍整理研究的后备人才，促进了中医药古籍保护和研究机构建设，全面提升了我国中医药古籍保护与利用能力。

作为项目组顾问之一，我深感中医药古籍保护、抢救与整理工作的重要性和紧迫性，也深知传承中医药古籍整理经验任重而道远。令人欣慰的是，在项目实施过程中，我看到了老中青三代的紧密衔接，看到了大家的坚持和努力，看到了年轻一代的成长。相信中医药古籍整理工作的将来会越来越好，中医药学的发展会越来越好。

欣喜之余，以是为序。

中国中医科学院研究员

马继兴

二〇一四年十二月

校注说明

《脉微》，明代医家施沛纂述。施沛（1585—1661），字沛然，自称笠泽居士，堂号笠泽草堂。号元元子、一鹤道人。明神宗万历年间人华亭（今上海市松江区，古称笠泽）人。为明代大藏书家施大经之子。自幼习儒而通医，精医学，善辨证，擅治伤寒。为贡生。天启（1621—1627）年初，授河南廉州通判，后调署钦州。议时务十二条，语多切中。与当时名医李中梓、秦昌遇交往甚密，著述颇丰。

全书分二卷。上卷为脉微总说，下卷为脉学理论。施沛引经据典，从《素问》《灵枢》寻求依据。施氏的脉理脉络，延宋朝崔嘉彦的四脉为纲说，承元末明初医家滑伯仁之六脉为准绳。他对脉学"心领神会，援笔图之"，将复杂的脉学内容提纲挈领绘成简单易懂的"阴阳离合分配六位"和"一脉分成九道"的精细绘图二帧，同时将脉诊的内容、方法、意义用通俗易懂、易记易学的歌括骈语韵语形式全面、丰富地呈现出来。他反对当时医家常用的解释脉学的七表、八里、九道脉的繁琐的分类方法。施沛摘《脉经》中简要明切者，各标名目，以类相从，再结合自己的切身体会而撰成简要、明晰、易懂的《脉微》，以使"微者著，晦者明，隐者现"，发煌古义，融会新知，博古通今，启迪后学。

《脉微》又名《脉要精微》，但序言卷首作《脉微》小序，故以此名为准。通过《北京图书馆古籍珍本丛刊》《中国中医古籍总目》和网络资源检索得知,《脉微》现存版本为明崇祯十二年（1639）刻本,此书为仅存的孤本,现藏中国中医科学院图书馆。另在日本国立公文书馆内阁文库著录有施沛的《灵兰集》,为明崇祯末年刊本,蒿斋藏板。《灵兰集》分初集和二集,其初集中有完整的《脉微》二卷,此版本和中国中医科学院图书馆的刊本属同一版本。

本次校注以明崇祯十二年（1639）刻本为底本,以《素问》《灵枢》《难经》《脉经》等为他校本,进行了全面整理,具体方法为:

1. 全书用现代标点方法进行标点。

2. 生僻字词、通假字、避讳字,出注加训释;冷僻字注音用汉语拼音加直音字。

3. 凡底本的文字出现讹错、衍文等情况均出校记说明。

4. 对于无法考证的字、句、词等出注,以示存疑待考。

5. 对书中出现的人名尽力查找出注,但仍有少量人名查无实据,暂告阙如。

6. 繁体字、异体字、古今字径改为简体字,不出注。

7. 原书目录与正文不符,在卷之下"有力无力"之后另有"浮脉图象""沉脉图象""迟脉图象""数脉图象"4个标题,但正文中无此内容。今据正文删之,不另出校注。

凡 例

——业医以诊脉为首务，自轩岐以下，叔和而上，皆论其精微。第①《灵》《素》深奥，而诸家之说又各有异同，学者每苦望洋②。是编虽本《脉经》，然引经断义，必期简明。故于经义有难测者，即伸以名家直说。间附一得之愚，俾读者展卷了然。惟于脉象主病，聊括骈语，以便初学。

——寸口为脉之大会。凡三部九候，气口人迎，悉诊于是。脏腑阴阳，各分表里，俱有一定之位。轩岐以来，莫之能易。故帝曰：气口何以独为五脏主③？伯曰：气口亦太阴也，是以五脏六腑之气味，皆出于胃，变见于气口。后人不察经旨，妄谓独取寸口，起于扁鹊，何也？《素问》虽有"三部九候论"，原名"决死生论"，盖欲行针者，先扣循三部九候之动脉，确知虚邪入客何经，详审其血气之盛衰，以施补泻，非古人于十二经动脉中各行诊法也。是编一轨于正，悉屏④异说。

——诊脉之法，自古及今独取寸口。此外惟有趺阳、太溪，危病诊之，以候胃气元气。世有妄执三部九候之说，而欲分诊

---

① 第：但是，只是。
② 望洋：望洋而叹的省写。《庄子·秋水》："河伯始旋其面目，望洋向若而叹。"
③ 气口何以独为五脏主：语出《素问·五藏别论》。
④ 屏：抛弃。

于头面手足者；又有执足阳明动脉，而欲诊人迎于结喉两傍①
者；又有执尺内以候腹中一语，而欲诊大小肠于两尺者。奇说
异端，最易惑世。余于脉书辩之详矣。兹编简略，不能殚②述。

——人身如小天地，左寸太阳，右寸太阴。太阳为父，太
阴为母。故曰膈肓之上，中有父母。上附上，左，外以候心，
内以候膻中。此《素问》语也。膻中者，心主之宫城。此《灵
枢》语也。左手寸口阳绝者，无小肠脉也，刺手心主经，治阴。
左手寸口人迎以前阴实者，手厥阴经也。此《脉经》语也。则
心与手心主小肠之脉，俱候于左寸明矣。而《脉诀》之手心主
脉，则诊之右尺。近世又有以小肠脉，诊于左尺者，不几大谬
经旨乎？如此异说，是编悉为论定。

——医门习业者，仅读《难经》《脉诀》《药性》《病机》，
以为道在是矣。不知《脉诀》乃高阳生妄作，假托叔和以行，
实与《脉经》大谬，误人不浅。谚有"学医人费"③之语，职
此之故欤！

——《难经》者，扁鹊取《灵》《素》要语，设为问难，
开示来学。苏子瞻谓医之有《难经》，句句皆理，字字皆法。今
坊间乃以《难经》与《脉诀》并行，使薰莸④共器，良可浩叹。

——"阴阳离合分配六位"及"一脉分为九道"二图，余

① 傍：通"旁"：《资治通鉴·晋孝武帝太元七年》："此所谓筑舍道
傍，无时可成。"
② 殚（dān 单）：竭尽。
③ 学医人费：宋代大文豪苏东坡说过："学书费纸，学医费人"，意即
"学习书法会耗费很多纸张，学习行医要耗费很多人命"。
④ 薰莸（yóu 犹）：指香臭。杜预注："薰，香草；莸，臭草。十年有
臭，言善易消，恶难除。"

实授之异人，心领神会，援笔图之，颇臻妙境，览者细加详玩，当自得之。脉之大要，无出乎此。

——浮、沉、迟、数四脉，可为诸脉纲领。余列为四图，统贯各脉，详注形象，庶为初学指南。

——"丹溪手镜图"乃朱氏家传秘本，近为义乌令吴公①所出，得行于世。其评脉数语，甚为扼要，故并载之。

——崔紫虚《四言脉要》②，统括经旨，最便初学诵习。复经李月池③删补，余于简首，略更数语，不失原文。

---

① 吴公：不详。

② 四言脉要：此书非南宋崔嘉彦（紫虚）所撰，乃崔嘉彦三传弟子（嘉彦一传刘开，再传朱宗阳）张道中所撰《四言脉诀》，后世托名崔紫虚。张道中，号玄白子，淮南人。

③ 李月池：李言闻，字子郁，号月池（一作月池翁），明湖北蕲州人。名医，为李时珍之父。

小　序

《内经》曰："微妙在脉，不可不察①。"曰："至数之要，迫近以微②。"曰："至道在微，变化无穷③。"脉之理洵④微矣哉！昔在西晋，有王叔和氏，谓："脉理精微，其体难辨。"⑤ 医药为用，性命所系。乃集岐伯以来诸家经论要诀，撰成《脉经》，垂法⑥来撰。仁人之功，其利普矣。迨晋室东渡，天下多事，性命之理，实未暇及，其后渐视医为小道，荐绅⑦先生罕念之，遂致精微之业，付彼肤浅。惟有《脉经》，昧不能读，读不能解，解不能明，于是高阳生之《脉诀》反得以鄙俚⑧行。《脉诀》行而《脉经》隐，《脉经》隐而脉理晦，由此医道日卑，夭横时有。余不获已⑨，就《脉经》中摘其简要明切者，各标名目，以类相从，冠以《灵》《素》，附之众说，俾微者著，晦者明，隐者见，敢曰至数在是？聊为遵涂⑩者之指南云尔。

崇祯己卯夏六月朔旦华亭施沛书于笠泽草堂

---

① 微妙在脉不可不察：语出《素问·脉要精微论》。
② 至数之要迫近以微：语出《素问·玉机真脏论》。至数：即重要的理数。《老子》注："数，谓理数也。"张景岳注云："至数，即神之机也。"
③ 至道在微变化无穷：语出《素问·灵兰秘典论》。
④ 洵（xún 旬）：实在。
⑤ 脉理精微其体难辨：语出《脉经》。
⑥ 垂法：垂示法则。
⑦ 荐绅：指有官职或做过官的人。
⑧ 鄙俚：粗野；庸俗。
⑨ 不获已：意不得已，无可奈何。
⑩ 遵涂：又作遵途，谓遵循道路前进。汉·王褒《四子讲德论》："故膺腾撇波而济水，不如乘舟之逸也；冲蒙涉田，未若遵涂之疾也。"

《脉经》《脉诀》辨误

　　《脉经》作于西晋王叔和，其书分别人脉合二十有四种。写难状之形，如在眉睫；决受病之原，直洞底里。使人人了然于心，了然于手，可谓至慈悯，至精妙矣！顾其文字简奥，仿佛秦汉而上，后之浅医，与其书而不能句，又乌能析其原委，解其文字，使病根脉状，洞如观火，而起天下之疲癃①残疾也哉！高阳生祖其意作《脉诀》，为五七言韵语，便初学诵读，意非不善。第高阳所撰括，多有与《脉经》相谬戾②者。夫叔和以数字状一脉，非此字则此脉不能状，医人亦不能晓，而高阳另以他字易而状之，能更明且显于叔和乎？其状滑脉曰：指下寻之，三关如珠动，按之即伏，不进不退。夫《脉经》曰：脉来沉滑如石，肾脉也。是滑脉有沉矣。而《诀》言按之即伏，则有浮而无沉矣。又言不进不退，是脉不往来，不前却而定矣，岂不谬乎！《诀》状涩脉曰：指下寻之似有，举之全无，是涩但有沉而无浮也。夫《经》曰浮而短涩者，肺也。则涩脉有浮明矣，岂不谬乎？《经》曰：芤脉，按之中央空，两边实。《诀》曰：两头即有，中间全无。夫尺脉上不至关为阴绝，寸脉下不至关为阳绝。若两头即有，中间全无，则是阴阳绝脉也，安得

---

　　①　疲癃（lóng 隆）：曲腰高背之疾。泛指年老多病或年老多病之人，宋·张载《西铭》："凡天下疲癃残疾，茕独鳏寡，皆吾兄弟之颠连而无告者也。"

　　②　谬戾（lì 隶）：指荒谬乖戾，差错，错误的，不合情理的。

为芤脉乎？《经》曰：浮则为阳，芤则为阴。而《脉诀》以芤为七表之阳，可乎？又叔和辨脉阴阳大法，以动为阳脉，《诀》以动为阴。叔和以弦为阴，《脉诀》以弦为阳。《脉经》第十卷曰："气口之中，阴阳交会，中有五部，前后左右，各有所主，上下中央，分为九道。"而《脉诀》以一长、二短、三虚、四促、五结、六代、七牢、八动、九细为九道。诸如此类，毫厘千里，难以枚举。流传至今，家传户习，害可胜道？

夫《脉经》自宋熙宁中神宗有旨，出内府所藏古医经方书，命光禄卿林亿等，典领校雠①，镂板②行世。哲宗绍圣三年，奏改小字本，刻之国子监，以便买者。至宁宗嘉定初，长乐陈孔硕③借得医局本，与阁本参订互考，刻之广西漕司。嘉定十年，濠梁何大任④有家藏小字监本⑤，正其误千有余字，刻于本局。屡经兵燹⑥，板复不行。元泰定四年，医学教授庐陵

---

① 校雠（jiàochóu 较愁）：校雠作为一独立的学科，始于西汉。根据《文选·魏都赋》李善注引《风俗通义》："按刘向《别录》：'雠校，一人读书，校其上下，得谬误为校。一人持本，一人读书，若冤家相对'。"

② 镂（lòu 漏）板：亦作镂版，谓雕板印刷。

③ 陈孔硕：生卒年不详，字肤仲，一字崇清，侯官县（今福州市区）人。

④ 何大任：宋代医学家，宋嘉定十年（1217），有《脉经》何大任刻本，濠梁何大任后序。

⑤ 监本：版本类型，官刻本的一种，也是官刻本的代表。各朝国子监所刻印书籍统称"监本"。

⑥ 燹（xiǎn 显）：野火，指战乱中纵火焚烧。

谢缙翁①，刊置龙兴路学宫。皇明成化十年，曲阳尹毕玉②延玺氏于吴佑舟中，乞归手录，梓于淮阳。据余所见，已屡刊矣。而世犹废《经》而尊《诀》。盖《脉经》十卷，九十七篇，总七万余言，《脉诀》五七言韵语，仅六千余言，世取其便诵，舍难就易。医者不读，鬻③者不售，书遂不行。询及王氏《脉经》，尽诵《脉诀》以对。朱晦翁、陈孔硕所谓《脉诀》出而《脉经》隐，正谓此也。夫医以寄死生，即惮④其难，何不改而习他道，而以人之死生为试也！

闵承诏撰

---

① 谢缙翁：元代医学家，庐陵（今江西吉安）人。元泰定四年（1327），有《脉经》谢缙翁刊本。

② 毕玉：字延玺，明代人，曾任县令。弘治十年（1497）刻印过晋·王叔和《脉经》十卷。

③ 鬻（yù 玉）：卖。

④ 惮（dàn 蛋）：怕，畏惧，忌惮。

目 录

卷之上

脉微总说

晋太医令王叔和，集岐、扁以来诸名家经论要诀，合成十卷，名曰《脉经》。此诚诊家万世不易之准绳也。至六朝时，有高阳生者，剽窃经意，作为歌诀，亦托叔和之名以行，实与《脉经》大相刺谬。因辞义鄙浅，俗学便之，遂使《脉诀》行而《脉经》隐，不惟脉理晦蚀，且使部位更移，遗害匪浅。沛反覆《内经》《灵枢》，以迄仓、扁、仲景、叔和诸书，此参彼证，沉酣四十余年，今识见颇定，始敢祖述轩岐之旨，纂成脉书。然其书浩瀚，难于记诵，故复撮其要略，约为是编，以眎①初学，俾步趋不谬。若欲登轩岐之堂，入仓扁之室，必须仰钻《灵》《素》，卓有定见，庶不为邪说所惑，所谓神而明之，存乎其人也②。

脉资始于先天元气

黄帝曰：人始生，先成精，精成而脑髓生。骨为干，

---

① 眎：通"示"。《汉书·赵充国传》："至春省甲士卒，循河湟漕谷至临羌，以眎羌虏。"颜师古注："眎，亦示字。"

② 神而明之存乎其人也：出《易·系辞上》。其意为要真正明白某一事物的奥妙，在于各人的领会与理解。

脉为营，筋为刚，肉为墙，皮肤坚而毛发长，谷入于胃，脉道已通，血气乃行。故华元化曰：脉者，血气之先也出《灵枢·经脉篇》。

文子①曰：精气为人。人受天地变化而生，一月而膏初形骸如膏脂，二月而脉渐生筋脉，三月而胚胚，肢也，三月如水龙壮也，四月而胎如水中虾蟆之胎，五月而筋气积而成筋，六月成骨血化肉，肉化脂，脂化骨，七月成形四肢九窍成，八月而动动作，九月而躁动数如前，十月而生，形骸乃成，五脏乃形。

潘西泉②曰：医者察病之际，莫不先观脉之治乱，以决人之死生。岂知老于医者，犹不知脉为何物。有以营卫为脉者，有以经隧为脉者，皆非也。若以营卫为脉，何以谓之营行脉中，卫行脉外？既曰营卫行于脉中脉外，固知营卫与脉为二也。又曰：脉者，血之府也。脉既为血之府，又知血之与脉亦为二也。扁鹊有曰：十二经皆有动脉。各经有脉，脉亦非经也。岐伯曰：壅遏营气，令无所避，是谓脉③。脉能壅遏营气，知脉非为营也。且人有断手刖足，而不致于死者；剜目劓鼻，而不毁于生者。至于脉之在人身，顺则治，逆则病，而绝则死矣。脉之所系大矣，果何执以成其名乎？余独断之曰：脉者，先天之元

---

① 文子：是老子的弟子，著有《文子》。
② 潘西泉：似指潘弼，号西泉居士。
③ 壅遏营气……是谓脉：语出《灵枢·决气论》。

气也。

脉资生于后天谷气

岐伯曰：人受气于谷，谷入于胃，以传于肺，五脏六腑，皆以受气。其清者为营，浊者为卫。营行脉中，卫行脉外。营出于中焦，卫出于上焦。又曰：营者，水谷之精气也，和调于五脏，洒陈于六腑，乃能入于脉也。又曰：中焦受气，取汁变化而赤，是谓血。壅遏营气，令无所避，是谓脉。故曰脉者，血之府也出《灵枢·营卫生会》等篇。

章本清曰：脉者何也？莫非气乎？气为卫，卫行脉外。莫非血乎？血为荣，荣行脉中。然则脉之一字，果何物乎？当试原之，必有说矣。盖人之渺躯，浑然中处。吾身之气血，即天地之阴阳也。天地之阴阳，所以一升一降者，必有主宰者焉。人身之气血，所以一周一转者，必有统御者焉。知此则知脉矣。古之"衇"字，从血从辰，所以使气血各依分派而行经络也。今之"脉"字从月从永，所以使肌肉以之长久而保天年也。脉者有三，一曰命之本，二曰气之神，三曰形之道。经所谓天和是矣。春之生也，吾之脉与天地之气同升；夏之长也，吾之脉与天地之气同浮；秋之杀也，吾之脉与天地之气同降；冬之藏也，吾之脉与天地之气同流。分而言之，曰气，曰血，曰脉。总而言之，唯脉运行气血而已。脉为气血之体，气血乃脉之用也。然则气血能使脉为盛衰，而气血之盛衰，则又以谷致焉。盖谷入于胃，脉道乃行。谷气多，则血气荣昌，脉亦盛矣。谷气少，则气血微弱，脉亦衰矣。至于折一肢，瞽①一目，不能为害，而脉不可须臾失，失则绝命害生也。故经曰：四时以胃气为本。脉无胃气则死矣②。论而至此，脉之一字，岂非太乙天真之元气乎？

诊法常以平旦

黄帝问曰：诊法何如？岐伯对曰：诊法常以平旦，阴气未动，阳气未散，饮食未进，经脉未盛，络脉调匀，气血未乱，故乃可诊有过之脉有过之脉，《脉经》作"过此非也"。出《素问·脉要精微论》。

孙真人曰：平脉者，皆于平旦，勿食勿语，消息体气，设有所作，亦如食顷，师亦如之。

《神镜经》③曰：欲诊他人之脉，先调自己之气，然后诊取病人，以候太过与不及，知病之浅深。如有动作，暂停食顷，方可诊脉。人有急病，无论早晚，就当与诊之，不必拘于平旦。

---

① 瞽（gǔ 鼓）：盲，瞎。
② 四时以胃气……死矣：语出《素问·平人气象论》。
③ 神镜经：为《扁鹊神镜经》，按《松江府志》：徐复，字可豫，号神翁，华亭南桥人，海盐州医学教授。其先宋濮阳太守熙，通异人授以《扁鹊神镜经》。

戴同父^①曰：凡诊平人之脉，常以平旦。若诊病脉，则不以昼夜，此王叔子亨法也。

气口独为五脏主

黄帝曰：气口何以独为五脏主？岐伯曰：胃者，水谷之海，六腑之大源也。五味入口，藏于胃，以养五脏气。气口亦太阴也，是以五脏六腑之气味，皆出于胃，变见于气口出《素问·五脏别论篇》。

"一难"曰：十二经皆有动脉，独取寸口，以决五脏六腑，死生吉凶之法，何谓也？扁鹊曰：寸口者，脉之大会，手太阴之动脉也。

食气入胃，散精于肝，淫气于筋。食气入胃，浊气归心，淫精于脉。脉气流经，经气归于肺，肺朝百脉，输精于皮毛，毛脉合精，行气于府，府精神明，留于四脏。气归于权衡。权衡以平，气口成寸，以决死生出《素问·经脉别论》。

愚按：胃为五脏六腑之海。五脏六腑，皆禀气于胃。营卫宗气，分为三隧：清气为营，浊气为卫。宗气积于胸中，名曰气海。盖受谷者浊，受气者清，故食气入胃，其精微者，先散于肝，而淫气于筋，以肝藏筋膜之气，主发生故也。其五谷之浊气，则上归于心，而精气则浸淫于

---

① 戴同父：元医家，名启宗（一作起宗），建业（今江苏南京）人，生活于 14 世纪。习儒通医，曾任龙兴路（今江西南昌）儒学教授。

脉，以心藏血脉之气也。脉气周流于十二经中，起于中焦，上膈而归肺。以藏真高于肺，而行营卫阴阳也。肺合皮毛，心合血脉。心主血，肺主气。血为营，气为卫。卫营者，精气也。血者，神气也。脉者，血之府也。阳明为十二经脉之长，而为之行气于三阳。阳脉荣其腑也。太阴者亦为之行气于三阴，阴脉荣其脏也。脾主为胃行其津液，故不言五脏，止言四脏，盖五行皆属土，四脏总归脾。脾胃为一身之主也。然府之精气虽行于百脉，而神明则留藏于四脏。其淫溢之气，则归于权衡。人身营卫调匀，阴阳平等，若权衡然，而后气口平，尺寸成，死生可决矣。

饮入于胃，游溢精气，上输于脾。脾气散精，上归于肺，通调水道，下输膀胱，水精四布，五经并行，合于四时，五脏阴阳，揆度①以为常也出《素问·经脉别论》。

愚按：水饮入胃，其精气转输于脾，脾主为胃行其津液，所谓中焦如沤者是也。散其精微，上归于肺。肺主气，气为水母，所谓上焦如雾者是也。通调水道，下输膀胱。膀胱者，州都之官，津液藏焉，所谓下焦如渎者是也。然膀胱虽藏水液，全赖三焦主持诸气，上将于肺，下将于肾，上下通调，水道方出。故曰气化则能出矣。然水精四布，亦与五经并行。内溉五脏，外合四时，准则阴

---

① 揆度（kuíduó 葵夺）：意为揣度、揣测，估量。《淮南子·兵略训》："能治五官之事者，不可揆度者也。"

阳，揆度虚实，用为常道也。

平人呼吸

黄帝问曰：平人何如？岐伯对曰：人一呼，脉再动。一吸，脉亦再动。呼吸定息，脉五动，闰①以太息，命曰平人。平人者，不病也。常以不病调病人，医不病，故为病人平息以调之为法。人一呼脉一动，一吸脉一动，曰少气。人一呼脉三动，一吸脉三动而躁，尺热曰病温，尺不热脉滑曰病风。人一呼脉四动以上曰死。脉绝不至曰死。乍疏乍数者死出《素问·平人气象论》。

扁鹊曰：人一呼脉行三寸，一吸脉行三寸。呼吸定息，脉行六寸。人一日一夜，凡一万三千五百息，脉行五十度，周于身，漏水下百刻，荣卫行阳二十五度，行阴亦二十五度，为一周也②。故五十度复会于手太阴。太阴者，寸口也。五脏六腑之所终始，故取法于寸口也。

昼夜五十营

岐伯曰：一日一夜五十营，以营五脏之精。不应数者，名曰狂生。所谓五十营者，五脏皆受气，持其脉口，数其至也。五十动而不一代者，五脏皆受气。四十动而一

① 闰：本义余数。正常一息四动，此处多出一动，一息五动，故曰闰以太息。

② 荣卫……为一周也：语出扁鹊《难经·一难》。

代者，一脏无气。三十动一代者，二脏无气。二十动一代者，三脏无气。十动一代者，四脏无气。不满十动一代者，五脏无气。予之短期，要在终始。所谓五十动而不一代者，以为常也，以知五脏之期。予之短期者，乍数乍疏也出《灵枢·根结篇》。

"十一难"曰：经言脉不满五十动而一止，一脏无气者，何脏也？扁鹊曰：人吸者随阴入，呼者因阳出。今吸不能至肾，至肝而还，故知一脏无气者，肾气先尽也①。

寸口分为三部

黄帝问曰：余闻胃气，手少阳三焦，四时五行脉法。夫人言脉有三阴三阳，知病存亡。脉外以知内，尺寸大小，愿卒闻之！岐伯对曰：寸口之中，外别浮沉，前后左右。虚实死生之要，皆见寸口之中。从鱼际至高骨，却行一寸，其中名曰寸口。从寸至尺，名曰尺泽，故曰尺寸。寸后、尺前名曰关。阳出阴入，以关为界。阳出三分，阴入三分，故曰三阴三阳，阳生于尺，动于寸；阴生于寸，动于尺。寸主射上焦、头及皮毛竟手，关主射中焦、腹及腰，尺主射下焦、少腹至足出《脉经》。

"二难"曰：脉有尺寸，何谓也？扁鹊曰：尺寸者，脉之

---

① 今吸不能至……尽也：语文出扁鹊《难经·十一难》。

大要会也。从关至尺，是尺内，阴之所治也。从关至鱼际，是寸口内，阳之所治也。故分寸为尺，分尺为寸。故阴得尺内一寸，阳得寸内九分，尺寸终始，一寸九分，故曰尺寸。

脉有三部九候，各何主之？扁鹊曰：三部者，寸关尺也；九候者，浮中沉也。上部法天，主胸以上至头之有疾也；中部法人，主膈以下至脐之有疾也；下部法地，主脐以下至足之有疾也。审而明之者也。

王叔和曰：尺胜治下，寸胜治上，尺寸俱平治中央。脐以上阳也，法于天；脐以下阴也，法于地。脐为中关，头为天，足为地①。

滑伯仁②曰：凡诊脉之道，先须调平自己气息。男左女右，先以中指定得关位，却齐下前后二指。初轻按以消息之，次中按以消息之，次重按以消息之。然后自寸关至尺，逐部寻究。一呼一吸之间，要以脉行四至为率，闰以太息，脉五至为平脉也。其有太过不及则为病脉。看在何部，各以其部断之。

又曰：凡诊脉之际，人臂长则疏下指，人臂短则密下指。三部之内，大小、浮沉、迟数同等，尺寸阴阳高下相符，男女左右强弱相应，四时之脉不相戾，命曰平人。其

---

① 脐为中关……足为地：语出《脉经》卷四。
② 滑伯仁：滑寿，字伯仁，晚号樱宁生。为元末明初著名的医家。约生于1304年，卒于1386年。

或一部之内，独大独小，偏迟偏疾，左右强弱之相反，四时男女之相背，皆病脉也。凡病之见，在上曰上病，在下曰下病。左曰左病，右曰右病。左脉不和，为病在表，为阳，主四肢；右脉不和，为病在里，为阴，主腹脏。以次推之。

又曰：察脉须识上下、来去、至止六字。不明此六字，则阴阳虚实不别也。上者为阳，来者为阳，至者为阳。下者为阴，去者为阴，止者为阴也。上者自尺部上于寸口，阳生于阴也；下者自寸口下于尺部，阴生于阳也。来者自骨肉之分，而出于皮肤之际，气之升也。去者自皮肤之际，而还于骨肉之分，气之降也。应曰至，息曰止也。

愚按：脉者，资始于先天元气，资生于后天谷气，以周流一身，贯串经络。所谓元气者，即肾间动气，出于下焦，升于中焦，合水谷之精气，谓之荣气。又升于上焦，合水谷之悍气，谓之卫气。荣行脉中，卫行脉外，其宗气积于胸中，名曰气海，即所谓膻中也。故扁鹊曰：三焦者，元气之别使也。主通行三气，经历于五脏六腑。华元化曰：三焦者，人之三元之气也。总领五脏六腑、营卫经络、内外、左右、上下之气也。观轩帝"胃气手少阳三焦"一语，则脉有胃气则生，无胃气则死，故三部九候，浮以①候表，沉以候里，中以候胃气。经曰：寸以射上焦，关以射中焦，尺以射下焦。三焦分配三部，正所以候胃气，而合之四时五行，以知病存亡，所关岂小？乃后人不能理会经旨，妄自揣度，即明达如滑伯仁，而亦谓右尺乃手心主三焦脉所出，一何谬也！况下此者乎？盖手心主与三焦为表里，俱有名无形，主持诸气，分布阴阳。其于周身灌体，和内调外，莫大于此，其可忽诸？

指下轻重

"五难"曰：脉有轻重，何谓也？扁鹊曰：初持脉如三菽之重，与皮毛相得者，肺部也。如六菽之重，与血脉相得者，心部也。如九菽之重，与肌肉相得者，脾部也。如十二菽之重，与筋平者，肝部也。按之至骨，举指来疾者，肾部也。故曰轻重也。

持脉之要有三：曰举，曰按，曰寻。轻手循之曰举，重手取之曰按，不轻不重，委曲求之曰寻。初持脉，轻手候之，脉见皮肤之间者，阳也，腑也，亦心肺之应也。重手得之，脉附于肉下者，阴也，脏也，亦肝肾之应也。不轻不重，中而取之，其脉应于血肉之间者，阴阳相适，冲和之应，脾胃之候也。若浮中沉之不见，则委曲而求之。若隐若见，则阴阳伏匿之脉也，三部皆然滑伯仁。

---

① 浮以：此二字原无，据下文补。

脉有阴阳

岐伯曰：夫言人之阴阳，则外为阳，内为阴；言人身之阴阳，则背为阳，腹为阴①；言人身之脏腑中阴阳，则脏者为阴，腑者为阳。肝、心、脾、肺、肾，五脏皆为阴；胆、胃、大肠、小肠、膀胱、三焦，六腑皆为阳。故背为阳，阳中之阳，心也；背为阳，阳中之阴，肺也；腹为阴，阴中之阴，肾也；腹为阴，阴中之阳，肝也；腹为阴，阴中之至阴，脾也。此皆阴阳、表里、内外、雌雄相输应也。

所谓阴阳者，去者为阴，至者为阳；静者为阴，动者为阳；迟者为阴，数者为阳。

"四难"曰：脉有阴阳之法，何谓也？扁鹊曰：呼出心与肺，吸入肾与肝，呼吸之间，脾受谷味也。其脉在中，浮者阳也，沉者阴也，故曰阴阳也。心肺俱浮，何以别之？曰：浮而大散者心也，浮而短涩者肺也。肝肾俱沉，何以别之？曰：牢而长者，肝也；按之濡，举指来实者，肾也；脾主中州，故其脉在中，是阴阳之法也。

脉有阳盛阴虚，阴盛阳虚，何谓也？然浮之损小，沉之实大，故曰阴盛阳虚。沉之损小，浮之实大，故曰阳盛阴虚。是阴阳虚实之意。

---

① 言人之阴阳……腹为阴：语出《素问·金匮真言论》。

脉微

一二

脉分脏腑

"九难"曰：脉何以知脏腑之病也？扁鹊曰：数者，腑也；迟者，脏也。数即有热，迟即生寒。诸阳为热，诸阴为寒，故别知脏腑之病也。

脉分内外表里虚实

脉沉而弦急者，病在内；脉浮而洪大者，病在外。脉实者病在内，脉虚者病在外。在上为表，在下为里。浮为在表，沉为在里。

滑伯仁曰：明脉须辨表、里、虚、实四字。表，阳也，腑也。凡六淫之邪，袭于经络，而未入于胃腑及脏者，皆属于表也。里，阴也，脏也。凡七情之气，郁于心腹之内，不能越散；饮食五味之伤，流于肠胃之间，不能通泄，皆属于里也。虚者，元气之自虚，精神耗散，气力衰竭也；实者，邪气之实，由正气本虚，邪得乘之，非元气之自实也。故虚者补其正气，实者泻其邪气。经所谓"邪气盛则实，精气夺则虚"，此大法也。

又曰：凡脉之至，在筋肉之上，出于皮肤之间者，阳也，腑也。行于肌肉之下者，阴也，脏也。若短小而见于皮肤之间者，阴乘阳也。洪大而见于肌肉之下，阳乘阴也。寸、尺亦然。

三部诊候定位

尺内两傍，则季胁也。尺外以候肾，尺内以候腹中。附上，左外以候肝，内以候鬲①；右外以候胃，内以候脾。上附上，右②外以候肺，内以候胸中；左外以候心，内以候膻中。前以候前，后以候后。上竟上者，胸喉中事也。下竟下者，少腹腰股膝足胫中事也。

愚按：尺，谓尺泽也，其穴在肘节中。季胁在胁下，正当肘尽处。尺泽内廉之两傍，则季胁之分也。肾居季胁之后，故曰尺外以候肾；腹居季胁之前，故曰尺里以候腹中。左为肾，右为命门，其气与肾通，故不分左右也。肝居肾上，其治在左。肝主鬲，与脊胁周围相着，故曰附上。左外以候肝，内以候鬲。脾居中州，脾与胃以膜相连，故曰右外以候胃，内以候脾也。肺居最上，其叶外垂。胸中为咹③气所冲，故曰上附上，右外以候肺，内以候胸中。心系于背，膻中者，心主之宫城也。故左外以候心，内以候膻中。背为阳。腹为阴；腹在前，背在后，故曰前以候前，后以候后。寸为上，尺为下。上部法天，主胸以上至头之有疾也。下部法地，主脐以至足之有疾也。

推而外之，内而不外，有心腹积也；推而内之，外而

---

① 鬲：通"膈"，横膈膜，亦借指胸腹。晋陆云《与陆典书书》之五："绍季札之遐踪，结鬲肝与中夏。"

② 右：原无，据《素问·脉要精微论》补。

③ 咹（qiāng 枪）：用同"腔"，此指喉咙。

不内，身有热也。推而上之，上而不下，腰足清也。推而下之，下而不上，头项痛也。按之至骨，脉气少者，腰背①痛而身有痹也以上出《素问·脉要精微篇》。

蔡輶曰：推者，究也，察也，言欲察其病之所在也。内者，里也；外者，表也。推而外之，言欲察而轻举之也。内而不外者，言脉沉而不浮，莫应其举也，如是则病不在表而在里，故知心腹有积也。推而内之，言欲察而重按之也。外而不内者，言脉浮而不沉，莫应其按也。如是则病不在里而在表，故知身有热也。张景岳曰：上，寸口也；下，尺中也②。凡推求于上部，然脉止见于上，而下部则弱，此以有升无降，上实下虚，故腰足为之清冷也。凡推求于下部，然脉止见于下，而上部则亏，此以有降无升，清阳不能上达，故为头项痛也。或以阳虚而阴凑之，亦为头项痛也，盖前二节反言之，后二节顺言之也。按之至骨，沉，阴胜也。脉气少者，血气衰也。正气衰而阴气盛，故为腰脊痛而身有痹也。

愚按：人身五脏六腑及心之包络，共有十二经。十二经皆有动脉，轩岐独取寸口，以为五脏主。虽九道③之秘法，至汉已隐而不传，然十二经表里阴阳，其配合自有一定之理而不可变易者也。盖心为君主之官，神明出焉。手少阴是其

---

① 腰背：《素问·脉要精微论》作"腰脊"。
② 上寸口也……尺中也：语出明·张景岳《景岳全书·脉神章》。
③ 九道：即一脉分为九道之说（实为三部九候以测全身）。

经也，与手太阳为表里，以小肠合为腑，合于上焦，左寸其部位也。真心不受邪，故少阴无腧。厥阴手心主，代君行令，亦居左寸。故经曰：外以候心，内以候膻中①。

膻中者，臣使之官，喜乐出焉。又曰：膻中者，心主之宫城也。而高阳生乃候之右尺，谬矣！即丹溪亦误以膻中、心主，分为二脏，况其他乎？小肠者，受盛之官，化物出焉。虽腑居胃下，然手太阳之脉，实络于心，故《素问》云：心脉急，为心疝，少腹当有形也。则徐春甫、张景岳辈，欲候之左尺者，谬也。肺者相傅之官，治节出焉，手太阴是其经也，与手阳明为表里，以大肠合为腑。合于上焦，右寸其部位也。大肠者，传道之官，变化出焉。虽腑当脐右，去肺甚远，然手阳明之脉，实络于肺。故《素问》云：咳嗽上气，厥在胸中，过在手阳明、太阴。则徐春甫、张景岳辈，欲候之右尺者，谬也。脾胃者，仓廪之官，五味出焉。足太阴是其经也，与足阳明为表里，以胃合为腑，合于中焦，脾胃之间，右关其部位也。脾不主时，故曰孤脏。胃为五脏六腑之海，其清气上注于肺。肺气从太阴而行之，为十二经脉之始，故关前一分，名曰寸口。寸口候阴，其义最秘，非粗工所能知也。肝者，将军之官，谋虑出焉。足厥阴是其经也，与足少阳为表里，以胆合为腑，合于中焦，右关其部位也。胆者，

---

① 外以候心……候膻中：语出《素问·脉要精微论》。

中正之官，决断出焉。人身之中，胆少阳脉，行肝脉之分外。肝厥阴之脉，行胆脉之位内，两阴交尽，一阳初生，十二经脉之终，且官为中正，刚断果决，凡十一脏皆取决于胆，故关前一分，名曰人迎。人迎候阳，其义尤秘，量非暗汶所能窥测也。肾者，作强之官，伎巧出焉。足少阴是其经也，与足太阳为表里，以膀胱合为腑，合于下焦，两尺其部位也。左为肾，右为命门。命门者，精神之所舍，原气之所系也。男子以藏精，女子以系胞，为十二经之根本也。膀胱者，州都之官，津液藏焉，气化则能出矣。三焦者，决渎之官，水道出焉。手少阳是其经也，号曰中清之府，为原气之别使，主通行人身三元之气，经历五脏六腑。三焦通，则内外、左右、上下之气皆通。三焦即胸腹脏腑之郭，膻中即心主之官城，皆曰有名无形，亦号曰孤独之府。故其经虽与手心主合为表里，而部位各异。但三焦之原，实在下焦，与膀胱相属，故《灵枢·本腧》云：少阳属肾，肾上连肺，故将两脏。三焦者，中渎之府也，水道出焉，属膀胱，是孤之府也。故三焦诊法，《脉经》分配于寸关尺三部之中，此正论也。而高阳生乃以三焦、心包络属右尺，误孰甚焉！盖右尺乃胞门、子户①之位也。故《脉经》曰：右手关后、尺中阳绝者，无子户脉也。经义昭然，岂得妄自移易乎？

---

① 胞门子户：胞门，指胞宫（子宫）。子户，产子出入的门户。

阴阳离合分配六位之图

诊在左寸

心主合三焦广明膈

气海火三焦
膻相历络
中 上下于膈
贲门膈
十二经皆
主内而不出，其治在膻中
上焦在心上下，高在胃上口

上焦
火 手太阳
心合小肠
君 手少阴
左寸
外以候心
内以候膻中

中焦
诊在左关
肝主贵。贵，膈也，

脐

人迎
人迎 木 足少阳
上连 肝合胆
风 足厥阴
左关
外以候肝
内以候膈

太冲

海三焦
血 遍属 太冲之原三焦
原气 别使
上腧在手，上将太阴，手少阴为经
主出而不内，以传道，治在胆下一寸
下焦当膀胱上口，主分别阴阳，

三焦将二藏 连肺，足太阳为络，属膀胱
少阳属肾。肾上
下腧在足，下将少阴

下焦
水 足太阳
肾合膀胱
寒 足少阴
左尺
外以候肾
内以候腹中

外为阳，内为阴；背为阳，腹为阴。可见背为外，腹为内矣。胸前背后，前以候前，后以候后。

三 部 九 候 之 图

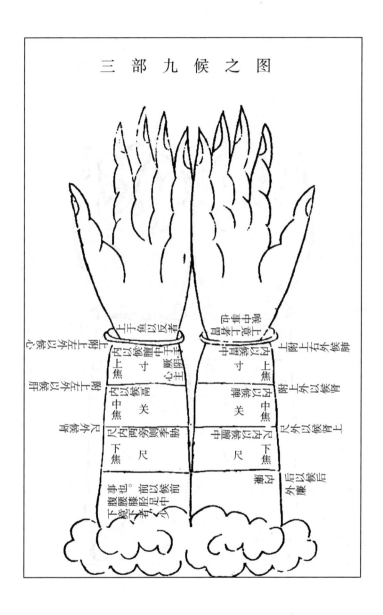

寸 之 中 分 为 九 道 图

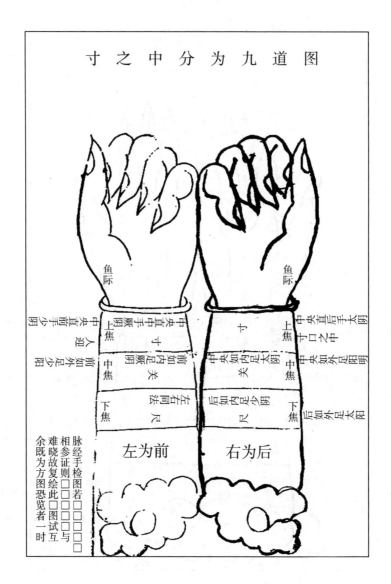

左为前　　　右为后

脉经手检图若
相参证则□□与
难晓故复绘此图试互
余既为方图恐览者一时

鱼际　　　　　鱼际

寸口之中央直百手太阴
中央直百手厥阴上焦
人迎前如足少阳
中央前如足少阴
中央直百少阴

上焦寸口之中央如足阳明
中央如外足阳明
中焦关中央如足少阴
下焦尺后如外足太阳

脉法赞

肝心出左，脾肺出右。肾与命门，俱出尺部。

魂魄谷神，皆见寸口。左主司官，右主司府。

左大顺男，右大顺女。关前一分，人命之主。

左为人迎，右为气口。神门决断，两在关后。

人无二脉，病死不愈。诸经损减，各随其部。

察按阴阳，谁与先后。阴病治官，阳病治府。

奇邪所舍，如何捕取。审而知者，针人病愈出王叔和

《脉经》。

张仲景平脉法出《伤寒论》

问曰：

脉有三部，阴阳相乘。荣卫血气，在人体躬。

呼吸出入，上下于中。因息游布，津液流通。

随时动作，效象形容。春弦秋浮，冬沉夏洪。

察色观脉，大小不同。一时之间，变无经常。

尺寸参差，或短或长。上下乖错，或存或亡。

病辄改易，进退低昂。心迷意惑，动失纪纲。

愿为具陈，令得分明。

师曰：

子之所问，道之根源。脉有三部，尺寸及关。

荣卫流行，不失衡铨。肾沉心洪，肺浮肝弦。

此自经常，不失铢分。出入升降，漏刻周旋。

水下二刻，一周循环。当复寸口，虚实见焉。

变化相乘，阴阳相干。风则浮虚，寒则牢坚。

沉潜水滀，支饮急弦。动则为痛，数则热烦。

设有不应，知变所缘。三部不同，病各异端。

太过可怪，不及亦然。邪不虚见，中必有奸。

审察表里，三焦别焉。知其所舍，消息诊看。

料度腑脏，独见若神。为子条记，传与贤人。

左手寸口心与心主、小肠脉候

心部，在左手关前，寸口是也，即手少阴经也，与手太阳为表里，以小肠合为腑。合于上焦，名曰神庭，在鸠尾下五分。

小肠腑脉证

左寸阳绝者，无小肠脉也。苦脐痹，小腹中有疝瘕，王月①即冷上抢心②刺手心主经，治阴，即太陵穴也。

左寸阳实者，小肠实也。苦心下急痹，小肠有热，小便赤黄刺手太阳经，治阳，即后溪穴也。

心主脉证

心脏坚固，邪不能客。诸邪在于心者，皆心之包络。

---

① 王月：即"旺月"。指各季的第二个月。
② 冷上抢心：即寒气冲心。抢，冲、撞之意。

包络者，心主之脉也。

左寸阴绝者，无心脉也。苦心下毒痛①，掌中热，时时善呕，口中伤烂刺手太阳经，治阳。

左寸阴实者，心实也。苦心下有水气，忧恚发之刺手心主经，治阴。

手太阳经脉证

人迎以前阳实者，手太阳经也。病苦身热，热来去，汗不出而烦，心中满，身重，口中生疮。

人迎以前阳虚者，手太阳经也。病苦颅际偏头痛，耳颊痛。

手厥阴经脉证

人迎以前阴实者，手厥阴经也。病苦闭，大便不利，腹满，四肢重，身热，苦胃胀刺三里。

人迎以前阴虚者，手厥阴经也。病苦悸恐不乐，心腹痛，难以言，心如寒状，恍惚。

左寸阴阳俱实

人迎以前，阴阳俱实者，手少阴与太阳经俱实也。病苦头痛，身热，大便难，心腹烦满，不得卧，以胃气不转，水谷实也。

左寸阴阳俱虚

人迎以前，阴阳俱虚者，手少阴与太阳经俱虚也。病

---

① 毒痛：指痛楚；苦痛。

苦洞泄①，苦寒，少气，四肢寒，肠澼②。

左手关上肝膈胆脉候

肝部，在左手关上是也。足厥阴经也，与足少阳为表里。以胆合为腑，合于中焦，名曰胞门，在太仓左右三寸。

胆腑脉证

左关阳绝者，无胆脉也。苦膝疼，口中苦，眯目③，善畏，如见鬼状，多惊少力刺足厥阴经，治阴，即行间穴也。

左关阳实者，胆实也。苦腹中实，不安，身躯习习④也刺足少阳经，治阳。

肝脏脉证

左关阴绝者，无肝脉也。苦癃，遗溺，难言，胁下有邪气，善吐刺足少阳经，治阳。

左关阴实者，肝实也。苦肉中痛，动善转筋刺足厥阴经，治阴。

足少阳经脉证

左关阳实者，足少阳经也。病苦腹中气满，饮食不

---

① 洞泄：病名。出《素问·生气通天论》。指阴盛内寒所致的泄泻。
② 肠澼：病名。出《素问·通评虚实论》。为痢疾一类疾病。
③ 眯（mí 迷）目：指尘埃等细小异物入眼，使人一时不能睁眼。
④ 习习：游走性痛痒貌。

下，咽干，头重痛，洒洒①恶寒，胁痛。

左关阳虚者，足少阳经也。病苦眩，厥痿，足指不能摇，蹙坐不能起，僵仆，目黄失精晄晄②。

足厥阴经脉证

左关阴实者，足厥阴经也。病苦心下坚满，常两胁痛，自忿忿如怒状。

左关阴虚者，足厥阴经也。病苦胁下坚，寒热，腹满不欲饮食，腹胀，悒悒③不乐，妇人月经不利，腰腹痛。

左关阴阳俱实

左关阴阳俱实者，足厥阴与少阳经俱实也。病苦胃胀，呕逆，食不消。

左关阴阳俱虚

左关阴阳俱虚者，足厥阴与少阳经俱虚也。病苦恍惚，尸厥④不知人，妄见，少气不能言，时时自惊。

左手尺部肾腹膀胱脉候 并候少腹腰股膝胫足及下焦

肾部，在左手关后尺中是也。足太阴经也。与足太阳

---

① 洒（xiǎn 险）洒：寒栗貌。《素问·刺疟》："肾疟者，令人洒洒然，腰脊痛宛转，大便难。"

② 晄（huāng 荒）晄：目不明。

③ 悒（yì 轶）悒：忧郁，愁闷。汉·班固《汉武帝内传》："庸主对坐，悒悒不乐。"

④ 尸厥：证候名。见突然昏倒，不省人事，状如昏死，患者呼吸微弱，脉象极细，乍看似死状。

为表里，以膀胱合为腑，合于下焦，在关元左。

膀胱腑脉证

左尺阳绝者，无膀胱脉也。苦逆冷，妇人月水不调，王月则闭，男子失精，尿有余沥刺足少阴经，治阴，即太溪穴也。

左尺阳实者，膀胱实也。苦逆冷，胁下有邪气相引痛刺足太阳经，治阳。

肾脏脉证

左尺阴绝者，无肾脉也。苦足下热，两髀里急，精气竭少，劳倦所致刺足太阳经，治阳。

左尺阴实者，肾实也。苦恍惚，健忘，目视晾晾，耳聋怅怅，善鸣刺足少阴经，治阴。

足太阳经脉证

左尺神门以后阳实者，足太阳经实也。病苦逆满，腰中痛，不可俯仰，劳也。

左尺神门以后阳虚者，足太阳经虚也。病苦脚中筋急，腹中痛引腰背，不可屈伸，转筋，恶风，偏枯，腰痛，外踝后痛。

足少阴经脉证

左尺神门以后阴实者，足少阴经实也。病苦膀胱胀闭，少腹与腰脊相引痛，苦舌燥咽肿，心烦嗌干，胸胁时痛，喘咳，汗出，小腹胀满，腰背强急，体重，骨热，小便赤黄，好怒好忘，足下热疼，四肢黑，耳聋。

左尺神门以后阴虚者，足少阴经虚也。病苦心中闷，下重，足肿，不可以按地。

左尺阴阳俱实

左尺神门以后阴阳俱实者，足少阴与太阳经俱实也。病苦脊强反折，戴眼①，气上抢心，脊痛不能自反侧。

左尺阴阳俱虚

左尺神门以后阴阳俱虚者，足少阴与太阳经俱虚也。病苦小便利，心痛，背寒，时时少腹满。

右手寸口肺胸中大肠脉候_{并候上焦}

肺部，在右手关前寸口是也。手太阴经也，与手阳明为表里，以大肠合为腑，合于上焦，名呼吸之府，在云门。

大肠腑脉证

右寸阳绝者，无大肠脉也。苦少气，心下有水气，立秋节即咳_{刺手太阴经，治阴，即太渊穴也}。

右寸阳实者，大肠实也。苦肠中切痛，如锥刀所刺，无息时_{刺手阳明经，治阳，即阳溪穴也}。

肺脏脉证

右寸阴绝者，无肺脉也。苦短气咳逆，喉中寒，噫逆

---

① 戴眼：中医病名。指目睛上视而不能转动。

刺手阳明经，治阳。

右寸阴实者，肺实也。苦少气，胸中满彭彭①，与肩相引刺手太阴经，治阴。

手阳明经脉证

气口以前阳实者，手阳明经也。病苦腹满，善喘咳，面赤身热，咽喉中如核状。

气口以前阳虚者，手阳明经也。病苦胸中喘，肠鸣，虚渴，唇口干，目急，善惊，泄白②。

手太阴经脉证

气口以前阴实者，手太阴经也。病苦肺胀，汗出若露，上气喘逆，咽中塞，如欲呕状。

气口以前阴虚者，手太阴经也。病苦少气，不足以息，嗌干③，不朝④津液。

右寸阴阳俱实

气口以前阴阳俱实者，手太阴与阳明经俱实也。病苦头痛，目眩，惊狂，喉痹痛，手臂卷，唇吻⑤不收。

---

① 胸中满彭彭：盛多貌。形容胸中满闷。
② 泄白：指小便呈乳白色。
③ 嗌干：即咽喉干燥。
④ 朝：通"潮"。汉袁康《越绝书·外传记吴地传》："吴古故祠江汉于棠浦东，江南为方墙，以利朝夕水。"
⑤ 唇吻：指口嘴。汉·王充《论衡·率性》："扬唇吻之音，聒贤圣之耳。"

右寸阴阳俱虚

气口以前阴阳俱虚者，手太阴与阳明经俱虚也。病苦耳鸣嘈嘈①，时妄见光明，情中不乐，或如恐怖。

右手关上脾胃脉候并候中焦

脾部，在右手关上是也。足太阴经也，与足阳明为表里，以胃合为腑，合于中焦，脾胃之间，名曰章门，在季胁前一寸半。

胃腑脉证

右关阳绝者，无胃脉也。苦②吞酸，头痛，胃中有冷刺足太阴经，治阴，即公孙穴也。

右关阳实者，胃实也。苦肠中伏伏③不思食物，得食不能消刺足阳明经，治阳，即冲阳穴也。

脾脏脉证

右关阴绝者，无脾脉也。苦少气，下利，腹满身重，四肢不欲动，善呕刺足阳明经，治阳。

右关阴实者，脾实也。苦肠中伏伏如坚状，大便难刺足太阴经，治阴。

---

① 嘈嘈：众声嘈杂和喧杂的样子。形容粗重的耳鸣。

② 苦：原文作"若"，据上下文改为"苦"。

③ 伏伏：《脉经》卷二林亿注："一作愊愊"。愊愊，郁结貌。

足阳明经脉证

右关阳实者，足阳明经也。病苦腹中坚痛而热，汗不出，如温疟，唇口干，善哕，乳痈，缺盆腑下肿痛。

右关阳虚者，足阳明经也。病苦胫寒，不得卧，恶寒洒洒，目急①，腹中痛，虚鸣，时寒时热，唇口干，面目浮肿。

足太阴经脉证

右关阴实者，足太阴经也。病苦足寒胫热，腹胀满，烦扰不得卧。

右关阴虚者，足太阴经也。病苦泄注，腹满气逆，霍乱，呕吐，黄疸，心烦不得卧，肠鸣。

右关阴阳俱实

右关阴阳俱实者，足太阴与阳明经俱实也。病苦脾胀腹坚，抢胁下痛，上冲肺肝，动五脏，立喘鸣，多惊，身热汗不出，喉痹，精少。

右关阴阳俱虚

右关阴阳俱虚者，足太阴与阳明经俱虚也。病苦胃中如空状，少气不足以息，四逆寒，泄注不已。

---

① 目急：眼目缩紧。

右尺命门子户脉候

肾部，在右手尺中是也。足少阴经也，与足太阳为表里，以膀胱合为腑，合于下焦，在关元右。左属肾，右为子户，名曰三焦。

膀胱腑脉证

右尺阳绝者，无子户脉也。苦足逆寒，绝产带下，无子，阴中寒<small>刺足少阴经，治阴</small>。

右尺阳实者，膀胱实也。苦少腹满，引腰痛<small>刺足太阳经，治阳</small>。

肾脏脉证

右尺阴绝者，无肾脉也。苦足逆冷，上抢胸痛，梦入水，见鬼，善厌寐，黑色物来掩入上<small>刺足太阳经，治阳</small>。

右尺阴实者，肾实也。苦骨疼，腰脊痛，内寒热<small>刺足少阴经，治阴</small>。

足太阳经脉证

右尺阳实者，足太阳经也。病苦转胞，不得小便，头眩痛，烦满，脊骨僵。

右尺阳虚者，足太阳经也。病苦肌肉振动，脚中筋急，耳聋，忽忽不闻，恶风，飕飕作声。

足少阴经脉证

右尺阴实者，足少阴经也。病苦痹，身热，心痛，脊胁相引痛，足逆，热烦。

右尺阴虚者，足少阴经也。病苦足胫小弱，恶风寒，脉代绝，时不至，足寒，上重下轻，行不可以按地。少腹胀满，上抢胸胁，痛引肋下。

右尺阴阳俱实

右尺阴阳俱实者，足太阴与太阳经俱实也。病苦癫疾，头重，与目相引痛，厥欲起走，反眼①，大风多汗。

右尺阴阳俱虚

右尺阴阳俱虚者，足少阴与太阳经俱虚也。病苦心痛，若下重不自收，篡反出②，时时苦洞泄寒中，泄，肾心俱痛。

人迎气口

黄帝曰：寸口主中，人迎主外。两者相应，俱往俱来。若引绳大小齐等。春夏人迎微大，秋冬气口微大，如是者命曰平人以上出《灵枢·禁服篇》。

所谓平人者，不病。不病者，脉口、人迎应四时也，上下相应而俱往来也。六经之脉不结动也，本末之寒温之相守司也。形肉血气，必相称也，是谓平人。少气者，脉口人迎俱少，而不称尺寸也。如是者，则阴阳俱不足，补

---

① 反眼：指眼睛上翻，上视。癫疾之人常见。

② 篡反出：疑为肛门脱垂。

阳则阴竭，泻阴则阳脱。如是者，可将以甘药，不可饮以至剂。如此者弗灸。不已者因而泻之，则五脏气坏矣。

人迎一盛，病在足少阳。一盛而躁，病在手少阳。人迎二盛，病在足太阳。二盛而躁，病在手太阳。人迎三盛，病在足阳明。三盛而躁，病在手阳明。人迎四盛，且大且数，名曰溢阳。溢阳为外格，死不治。必审按其本末，察其寒热，以验其脏腑之病_盛，"禁服"作倍。

脉口一盛，病在足厥阴。一盛而躁，在手心主。脉口二盛，病在足少阴。二盛而躁，在手少阴。脉口三盛，病在足太阴。三盛而躁，在手太阴。脉口四盛，且大且数者，名曰溢阴。溢阴为内关。内关不通，死不治。必审察其本末之寒温，以验其脏腑之病。

人迎盛则为热，虚则为寒，紧则为痛痹，代则乍甚乍间。《灵枢·经脉篇》云：虚则人迎反小于寸口也。

气口盛则胀满，寒中，食不化。虚则热中，出糜，少气，溺色变。紧则痛痹，代则乍痛乍止。"经脉篇"云：虚则气口反小于人迎也。

人迎与脉口俱盛，三倍已上，命曰阴阳俱溢。如是者不开，则血脉闭塞，气无所行，流淫于中，五脏内伤，如此者因而灸之，则变易而为他病矣。

人迎与太阴脉口俱盛，四倍已上，命曰关格。关格者，与之短期。

雷公曰：病之益甚，与其方衰如何？黄帝曰：外内皆在焉。切其脉口，滑小紧以沉者，病益甚，在中；人迎气大紧以浮者，其病益甚，在外。其脉口浮滑者，病日进。人迎沉而滑者，病日损；其脉口滑以沉者，病日进，在内；其人迎脉滑、盛以浮者，其病日进，在外。脉之浮沉，及人迎与寸口气小大等者，病难已。病之在脏，沉而大者，易已。小为逆，病在腑。浮而大者，其病易已。人迎盛坚者，伤于寒。气口盛坚者，伤于食出《灵枢·五色篇》。

一其形，听其动静者，持气口人迎，以视其脉，脉坚且盛且滑者，病日进，脉软者，病将下。诸经实者，病三日已。气口候阴，人迎候阳也出《灵枢·四时气论》。

愚按：经曰：人生于地，悬命于天。天食人以五气，地食人以五味，故曰天气通于肺，地气通于嗌。又曰：喉主天气，咽主地气。故喉之上管为吸门，上有会厌，名曰气口，乃五脏之隘口。阴受之则入五脏，故气口候阴。其位在右手关前一分。咽之上管为咽门，傍有动脉，名曰人迎，乃六腑之源头。阳受之，则入六腑，故人迎候阳。其位在左手关前一分，此人生命之所系也。上古最为秘密，必歃血①而后传之。其义微露于《素问·六节藏象论》，曰：凡十一藏取决于胆也。故人迎一盛云云。故字紧顶上胆字。咽为胆之使，故人迎候于胆之前。又"阴阳类论"

---

① 歃血：古代举行盟会时，微饮牲血，或含于口中，或涂于口旁，以示信守誓言的诚意。

云：一阳者，少阳也。至手太阴，上连人迎。又按《史记·仓公传》诊齐侍御史成病云：切其脉，时少阳初代，代者经病，病去过人，人则去络脉主病，当其时少阳初关一分云云。所谓人者，即人迎也。则知人迎候于左关前一分，自古已然。而曰始于秦越人者何与？世人传疑者，始因王太仆"阴阳类论"中，上连人迎，误注谓结喉两傍之动脉，致张景岳辈附会其说，反疑王叔和未详经旨。呜呼！是非颠倒，不惟诽谤前贤，抑且惑乱后学，余乌得不辨？盖太渊脉口，为脉之大会。肺朝百脉，故独取寸口，以决死生。左右两手，总是手太阴之动脉，其分为三部，以候他脏之气耳。非曰此心脉，此肺脉也。张景岳乃谓人迎为足阳明之脉，不可以言于手，反引人迎盛坚伤于寒，气口盛坚伤于食为证，然则左右六脉俱盛者，止是伤食而无伤寒之脉耶？《内经》何以有寸口脉浮而盛者，曰病在外？仲景何以有尺寸俱浮，为太阳受病耶？人迎固结喉两傍之动脉，为胃之别络，其内即咽嗌，故左候人迎以主阳也。气口即会厌，为肺之上系，其窍即喉咙，故右候气口，以主阴也。若谓人迎必候之喉傍，则气口亦当候之喉内矣！有是理乎？

神门脉

两手关后尺前，此神门脉候也。愚按：《脉法赞》云：神门决断，两在关后。人无二脉，病死不愈。《素问》云：

岁水太过，邪害心火，神门绝者，死不治。注云：神门，心脉也。水胜而火绝，故死。又按：神门乃手少阴心经穴也，在掌后兑骨之端，正与高骨相对，但少后于高骨一分。其动脉两两相应，故叔和乃于关后决断之耳。

反关脉

反关脉者，脉不行于寸口，由列缺络入臂后，手阳明大肠经也。以其不顺行于关上，故曰反关。若左手得之主贵，右手得之主富。左右俱反，富而且贵。男女皆然。

冲阳太溪

冲阳，胃脉也，一名趺阳，在足面大指间五寸，骨间动脉是也。若病势危笃，当诊冲阳，以察胃气有无。盖以土为万物之母也，经曰：冲阳绝，死不治[1]。信哉！

太溪，肾脉也，在足内踝后，跟骨上陷中动脉是也。若病势危笃，当诊太溪，以察肾气有无。盖以天一生水，真元之气，聚于斯也。经曰：太溪绝，死不治[2]。信哉！《伤寒赋》云：伤食伤寒，须辨人迎、气口；有根有本，必诊太溪、冲阳。

趺阳脉浮而涩，少阴脉如经者，其病在脾，法当下

---

[1] 冲阳绝死不治：语出《素问·至真要大论》。冲阳指趺阳脉。脉学名词。切诊部位之一。

[2] 太溪绝死不治：语出《素问·至真要大论》。太溪即太溪脉。脉学名词。切诊部位之一。

利，何以知之？若脉浮大者，气实血虚也。今跌阳脉浮而涩，故知脾气不足，胃气虚也。以少阴脉弦而浮—作沉，才见此为调脉，故称如经也。若反滑而数者，故知当屎脓也。

跌阳脉迟而缓，胃气如经也。跌阳脉浮而数，浮则伤胃，数则动脾，此非本病，医特下之所为也。荣卫内陷，其数先微，脉反但浮，其人必大便硬，气噎而除。何以言之？本以数脉动脾，其数先微，故知脾气不治。大便硬、气噎而除，今脉反浮，其数改微，邪气独留，心中则饥。邪热不杀谷，潮热发渴，数脉当迟缓，脉因前后度数如法，病者则饥。数脉不时，则生恶疮也。

跌阳脉浮，浮则为虚。浮虚相搏，故令气餲①。言胃气虚竭也。

跌阳脉滑而紧，滑者胃气实，紧者脾气强。持实击强，痛还自伤。以手把刃，坐作疮也。

跌阳脉浮而涩，伏则吐逆，水谷不化；涩则食不得入，名曰关格。

跌阳脉大而紧者，当即下利，为难治。

跌阳脉紧而浮，浮为气，紧为寒；浮为腹满，紧为绞痛。

浮紧相搏，肠鸣而转，转即气动，膈气乃下。少阴脉

---

① 餲（yē噎）：同"噎"。食物等梗阻喉咙。《玉篇·食部》："餲，或噎字，食不下也。"

不出，其阴肿大而虚也。

跌阳脉沉而数，沉为实，数消谷，紧者病难治。

跌阳脉浮而芤，浮者卫气衰，芤者荣气伤。其身体瘦，肌肉甲错。浮芤相搏，宗气微衰，四属①断绝。

跌阳脉微而紧，紧则为寒，微则为虚。微紧相搏，则为短气。少阴脉弱而涩，弱者微烦，涩者厥逆。

跌阳脉不出，脾不上下，身冷肤硬，少阴脉不至，肾气微，少精血，奔气促迫，上入胸膈，宗气反聚，血结心下，阳气退下，热归阴股，与阴相动，令身不仁。此为尸厥。当刺期门、巨阙。

脉分四时以胃气为本

《素问》曰：春应中规，夏应中矩，秋应中衡，冬应中权。

《素问》曰：春日浮，如鱼之游在波。夏日在肤，泛泛乎万物有余。秋日下肤，蛰虫将去。冬日在骨，蛰虫周密，君子居室。

春胃微弦曰平，弦多胃少曰肝病，但弦无胃曰死。

夏胃微钩曰平，钩多胃少曰心病，但钩无胃曰死。

长夏胃微软弱曰平，弱多胃少曰脾病，但代无胃曰死。

---

① 四属：指四肢。

秋胃微毛曰平，毛多胃少曰肺病，但毛无胃曰死。

冬胃微石曰平，石多胃少曰肾病，但石无胃曰死。

蔡氏①曰：凡脉中指，不大不小，不长不短，不浮不沉，不滑不涩，应手中和，意思欣欣，难以名状者，为胃气。

参黄子②曰：脉以胃气为本者，脉之中和也。中和者，弦不甚弦，钩不甚钩，软不甚软，毛不甚毛，石不甚石，顺四时五行，而无太过不及也。若春脉弦，如循刀刃；夏脉钩，如操带钩；长夏脉软，介然不鼓；秋脉涩，如风吹毛；冬脉石，来如弹石，是得真脏之脉，全失中和，是无胃气，可与之决死期矣。

刘肖斋③曰：四时平脉，在《素问》谓之春弦、夏钩、秋浮、冬营。在《难经》谓之春弦、夏钩、秋毛、冬石。俚俗谓之春弦、夏洪、秋毛、冬石。词异而理同也。

滑伯仁曰：凡诊脉，须要先识时脉、胃脉，与腑脏平脉，然后及于病脉。时脉，谓春三月，六部中俱带弦，夏三月俱带洪，秋三月俱带浮，冬三月俱带沉。胃脉，谓中按得之，脉和缓。腑脏平脉，已见前章。凡人腑脏既平，胃脉和，又应时脉，乃无病者也。反此为病。

愚按：《难经》曰：呼出心与肺，吸入肾与肝。呼吸

---

① 蔡氏：指南宋蔡元定，号西山，著有《脉书》。
② 参黄子：明代医家吴崑，人称"参黄子"，著有《脉语》。
③ 刘肖斋：明代医家刘浴德，字肖斋，号壶隐子。著《壶隐子医书四种》，内有《脉赋训解》《脉诀正伪》等。

之间，脾受谷味故也，其脉在中。故五脏之脉，皆有胃气附，不独右关见之而已。《脉经》云：胃气手少阳三焦、四时五行脉法，乃知三焦主持诸气，其于用身灌身，和内调外，荣左养右，导上宣下，贯串于寸关尺三部之中，无可休息，故经曰：人绝饮食则死，脉无胃气亦死。

脉贵有神

东垣云：不病之脉，不求其神，而神无不在也[①]。有病之脉，则当求其神之有无。谓如六数七极，热也。脉中<small>此中字浮中沉之有</small>有力<small>言有胃气</small>即有神矣，为泄其热。三迟二败，寒也，脉中有力<small>说并如上</small>即有神矣，为去其寒。若数极、迟败中不复有力，为无神也，将何所恃耶？苟不知此而遽泄之去之，神将何以依而主耶？故经曰：脉者，气血之先。气血者，人之神也。善夫！

脉分四方

夫中原之地，四时异气。居民之脉，亦因时异。春弦、夏洪、秋毛、冬石，脉与时违，皆名曰病。东夷之地，四时皆春，其气暄和，民脉多缓；南夷之地，四时皆夏，其气蒸炎，民脉多大；西夷之地，四时皆秋，其气清肃，民脉多劲；北夷之地，四时皆冬，其气凛冽，民脉多

---

① 不病之脉……不在也：语出《诊家枢要》。元代滑寿（伯仁）著。一卷。

石；东南卑湿，其脉软缓。居于高巅，亦西北也，西北高燥，其脉刚劲。居于污泽，亦东南也。南人北脉，所禀必刚；北人南脉，所禀必柔。东西不同，可以类剖。

脉分五脏

肝脉弦，心脉钩，脾脉代，肺脉毛，肾脉石。

五脏平脉

肝脉来，软弱招招①，如揭长竿末梢，曰肝平。

心脉来，累累②如连珠，如循琅玕③，曰心平。

脾脉来，和柔相离，如鸡践地，曰脾平。

肺脉来，厌厌聂聂④，如落榆荚，曰肺平。

肾脉来，喘喘⑤累累如钩，按之而坚，曰肾平。

五脏病脉

肝脉来，盈实而滑，如循长竿，曰肝病。

心脉来，喘喘连属，其中微曲，曰心病。

脾脉来，实而盈数，如鸡举足，曰脾病。

---

① 招招：长软貌。《素问·平人气象论》："平肝脉来软弱，招招如揭长竿末梢，曰肝平。"

② 累（léi 雷）累：形容接连成串。

③ 琅玕（lánggān 郎干）：似珠玉的美石。

④ 厌厌聂聂：轻泛貌。

⑤ 喘喘：此指脉象如喘促．

肺脉来，不上不下，如循鸡羽，曰肺病。

肾脉来，如引葛，按之益坚，曰肾病。

五脏死脉

肝脉来，急益劲，如新张弓弦，曰肝死。

心脉来，前曲后居，如操带钩，曰心死。

脾脉来，锐坚如乌之喙，如鸟之距，如屋之漏，如水之流，曰脾死。

肺脉来，如物之浮，如风吹毛，曰肺死。

肾脉来，发如夺索，辟辟[1]如弹石，曰肾死。

五脏真脉

真肝脉至，中外急，如循刀刃，责责然，如按琴瑟弦。

真心脉至，坚而搏，如循薏苡子，累累然。

真脾脉至，弱而乍数乍疏。

真肺脉至，大而虚，如以毛羽中人肤。

真肾脉至，搏而绝，如指弹石，辟辟然。

---

[1] 辟辟：象声词。如手指弹石之声。《素问·平人气象论》："死肾脉来，发如夺索，辟辟如弹石，曰肾死。"

男女脉异

朱丹溪曰：昔轩辕使伶伦①，截嶰谷②之竹，作黄钟律管，以候天地之节气。使岐伯取气口，作脉法，以候人之动气。故黄钟之数九分，气口之数亦九分。律管具而寸之数始形，故脉之动也，阳得九分，阴得一寸，吻合于黄钟。天不足西北，阳南而阴北，故男子寸盛而尺弱，肖乎天也；地不满东南，阳北而阴南，故女子尺盛而寸弱，肖乎地也。黄钟者，气之先兆，故能测天地之节候。气口者，脉之要会，故能知人命之死生。世之俗医，诵高阳生之妄作，欲以治病，其不杀人也几希！

参黄子曰：男子以阳为主，故两寸脉，常王③于尺。若两寸反弱，尺反盛者，肾气不足也。女子以阴为主，故两尺脉，常王于寸。若两尺反弱，寸反盛者，上焦有余也，是不足固病，有余亦病，所谓过犹不及也。

妇人脉法

阴虚阳搏，谓之崩。

---

① 伶伦：中国古代传说中的音乐人物，亦作泠伦。相传为黄帝时代的乐官，是发明律吕据以制乐的始祖。《吕氏春秋·古乐》有"昔黄帝令伶伦作为律"的记载。

② 嶰（xiè 懈）谷：昆仑山北谷名，传说黄帝使伶伦取嶰谷之竹以制乐器。

③ 王：通"旺"。《庄子·养生主》："泽雉十步一啄，百步一饮，不蕲畜乎樊中，神虽王不善也。"

阴搏阳别，谓之有子。

妇人手少阴脉动甚者，妊子也。

得太阴脉为男，得太阳脉为女。太阴脉沉，太阳脉浮。

左疾为男，右疾为女，俱疾为生二子。

尺脉左偏大为男，右偏大为女。左右俱大，产二子。

左手沉实为男，右手浮大为女。左右手俱沉实，猥①生二男；左右俱浮大，猥生二女。

左右尺俱浮，为产二男。不尔，则女作男生。左右尺俱沉，为产二女。不尔，则男作女生。

妇人阴阳俱盛，曰双躯。若小阴微紧者，血即凝浊。经养不周，胎则偏夭，其一独死，其一独生。不去其死，害母失胎。

何以知怀子之且生也？岐伯曰：身有病而无邪脉也。妇人欲生，其脉离经，夜半觉，日中则生也。

妇人经断有躯，其脉弦者，后必大下，不成胎也。

新产伤阴，出血不止，尺脉不能上关者死。

脉平而虚者，乳子法也。

妇人尺脉微迟为居经，月事三月一下。

妇人尺脉微弱而涩，少腹冷，恶寒，年少得之为无子，年大得之为绝产。

---

① 猥（wěi委）：多。《后汉书·仲长统传》："横税弱人，割夺吏禄，所恃者寡，所取者猥。"

老少脉异

老弱之人，脉宜缓弱。若脉过旺者，病也。少壮之人，脉宜充实。若脉过弱者，病也。然犹有说焉：老者脉旺而非躁，此天禀之厚，引年之叟也，名曰寿脉。若脉躁疾，有表无里，此孤阳也，其死近矣。壮者脉细而和缓，三部同等，此天禀之静，清逸之士也，名曰阴脉。若脉来细而劲直，前后不等，可与之决死期矣。

小儿脉法

小儿三岁以下，未可用寸关尺诊，惟以男左女右手虎口，次指寅卯辰三关视之。寅位为气关，卯位为风关，辰位为命关。纹色紫，热；红，伤寒；青，惊风；白，疳疾。惟黄色隐隐，为常候也。至见黑色则危。及三岁以上，乃以一指取寸关尺三部，常以六至为率，五至即为迟，七至即为数矣。

诸病宜忌

伤寒，未汗，宜阳脉，忌阴脉；已汗，宜阴脉，忌阳脉。

中风，宜浮迟，忌急数。

咳嗽，宜浮濡，忌沉伏。

喘急，宜浮滑，忌短涩。

水肿，宜浮大，忌沉细。

头痛，宜浮滑，忌短涩。

心痛，宜浮滑，忌短涩。

腹痛，宜沉细，忌弦长。

腹胀，宜浮大，忌沉小。

消渴，宜数大，忌虚小。

痿痹，宜虚濡，忌紧急。

癥瘕，宜沉实，忌虚弱。

癫狂，宜实大，忌沉细。

吐血，宜沉小，忌实大。

衄血，宜沉细，忌浮大。

脱血，宜阴脉，忌阳脉。

肠澼，宜沉小，忌数大。

下痢，宜沉细，忌浮大。

霍乱，宜浮洪，忌微迟。

虚损，宜软缓，忌细数。

堕伤，宜坚紧，忌小弱。

金疮，宜微细，忌紧数。

痈疽，宜微缓，忌滑数。

中恶，宜紧细，忌浮大。

中毒，宜洪大，忌细微。

新产，宜沉滑，忌弦紧。

带下，宜迟滑，忌急疾。

崩漏，宜微弱，忌实大。

蟹蚀，宜虚小，忌紧急。

怪脉

雀啄：连三五至而歇，歇而再至，如雀啄食，脾绝也。

屋漏：脉来良久一滴，如屋漏滴水状，胃绝也。

弹石：脉来筋骨间，劈劈然①而至，如指弹石，肾绝也。

解索：如解绳索之状，精血竭也。

虾游：脉来沉，中间一浮，如虾游之状，静中一跃，神魂绝也。

鱼翔：脉来浮，中间一沉，若鱼翔，似有如无，命绝也。

釜沸：如釜中有水，火燃极而滚沸，有出无入，阴阳气绝，旦占夕死，不可为也。

附：芤脉解

"芤脉，浮大而软，按之中央空，两边实"②，此《脉经》语也。愚按：芤即慈葱也，其状中空外实，故芤脉似之。盖卫行脉外，营行脉中。脉者，血之府也。故脱血之

---

① 劈劈然：犹立即。
② 芤脉浮大……两边实：语出《脉经》卷一。

后，营虚卫实，其脉按之，指下空豁，有外无中，此芤脉也。《脉诀》言：两头有、中间无，是脉断截矣①。芤为失血，《脉诀》乃主淋沥，气入小肠，亦甚辽绝，误世不小。而刘肖斋所引诸家言芤脉者，亦多附会可笑。

① 两头有……脉截断矣：语出高阳生《脉诀》。

卷之下

浮沉迟数为诸脉纲领

《内经》曰：夫脉之小大滑涩浮沉，可以指别。五脏之象，可以类推。又曰：按尺寸，观浮沉滑涩，知病所在。《三因方》云：博则二十四字，不滥丝毫①；约则浮沉迟数，总括纪纲。故知浮为风为虚，沉为湿为实，迟为寒为冷，数为热为燥。风湿寒热属外，虚实冷燥属内。内外既分，三因类别。刘立之②亦以浮沉迟数为纲，以教学者。浮风，沉气，迟冷，数热，分别三部为证，此诚初学入门要诀。然必由博反约，方能知脉之妙。若遽以此自足则尽③矣！滑伯仁亦谓大抵提纲之要，不出乎浮沉迟数滑涩六脉。人一身之变，不越乎此。能于是六脉之中以求之，则灾疾在人者，莫能逃矣。吾明韩飞霞于六脉之外，又补以有力无力。予更按《脉经》，诸脉形状，指下秘诀，分列于四脉之下，以便览观。

凡取脉之道，理各不同。脉之形状，又各非一。凡脉之来，必不单至。必曰浮而弦，浮而数，沉而紧，沉而细

① 毫：原作"毛"，据《三因方》卷一改。
② 刘立之：南宋医家，为崔嘉彦弟子，又为宋名医严用和（严用生）之师。
③ 尽：截止；停止。俞樾《诸子平议·列子》："尽者，止也……尽其终者，止之使不终也。"

之类，将何以别之？大抵提纲之要，不出浮、沉、迟、数、滑、涩之六脉也。浮沉之脉，轻手重手而取之也。迟数之脉，以已之呼吸而取之也。滑涩之脉，则察夫往来之形也。浮为阳，轻手而得之也，而芤、洪、散、大、长、濡、微，皆轻手而得之之类也。沉为阴，重手而得之也，而弦、伏、短、细、牢、实，皆重手得之之类也。迟者一息脉三至，而缓、结、微、弱，皆迟之类也。或曰滑类乎数，涩类乎迟，何也？然脉虽似而理则殊也。彼迟数之脉，以呼吸察其至数之疏数。此滑涩之脉，则以往来密察其形状也。数为热，迟为寒，滑为血多气少，涩为气多血少，所谓提纲不出乎六字者，盖以其足以统夫表里阴阳、冷热虚实、风寒燥湿、脏腑气血也。浮为阳为表，诊为风为虚；沉为阴为里，诊为湿为实；迟为在脏，为寒为冷；数为在腑，为热为燥；滑为血有余，涩为气独滞也。人一身之变，不越乎此。能于是六脉之中以求之，则灾疾在人者，莫能逃焉。

有力无力

脉大而有力者，气受邪也。脉小而有力者，血受邪也。脉大而无力者，气不足也。脉小而无力者，血不足也。脉数而无力者，阴虚也；脉缓而无力者，阳虚也。

浮有力主风，无力主虚。凡得浮脉，是外得之病，宜发散。

沉有力主积，无力主气。凡得沉脉，是内得之病，宜疏利。

迟有力主痛，无力主冷。凡得迟脉，是内得之病，宜温中。

数有力主热，无力主疮。凡得数脉，是外得之病，宜汗解。

如左寸有力可汗，如左尺无力可温。如右寸有力可吐，如右尺有力可下。

愚按：经曰：邪气盛则实，精气夺则虚。又曰：脉实血实，脉虚血虚。临诊之工，最宜详审。

弦芤，革弦大而芤，如按鼓皮。革，浮牢沉。

有力，洪来盛去衰，极大在指下。

浮而不沉为浮举之有余，按之不足。如微风吹鸟背上毛，厌厌聂聂，如循榆荚。

无力，芤浮大而软，按之中央空、两头实。

软细，濡极软而浮细，如帛在水中，轻手相得，按之无有。

极细，微极细而软，或欲绝，若有若无。浮而薄。瞥瞥如羹上肥。

迟大，虚迟大而软，按之无力，隐指豁豁然空。

虚甚，散大而散，有表无里。

浮脉法天，轻手可得。泛泛在上，如水漂木。

有力洪大，来盛去悠。无力虚大，迟而且柔。

虚甚则散，涣漫不收。有边无中，其名曰芤。

浮小为濡，绵浮水面。濡甚则微，不任寻按。

沉紧，弦举之无有，按之如弓弦状。端直以长。状如弓弦，按之不移。

牢甚，实大而长，微弦，按之隐指，愊愊然。一曰沉浮皆得。

有力，牢有似沉伏实大而长，微弦。牢比弦紧，转坚转劲。《千金翼》以革为牢。

沉而不浮为沉举之不足，按之有余。

无力，弱极软而沉细，按之欲绝指下。

至骨，伏极重，指按之至骨乃得。一曰关上沉不出。

极细，细小大于微，常有，但细耳。

沉脉法地，近于筋骨。深深在下，沉极为伏。

有力为牢，实大弦长。牢甚则实，愊愊而强。

无力为弱，柔小如绵。弱甚则细，如蛛丝然。

有止，结往来缓，时一止复来，名曰结。累同阴盛则结，按之来缓，时一止者，名曰结阳；初来动止，更来小数，不能自还，举之则动，名曰结阴。

有力，缓去来亦迟，小驶于迟。一曰浮大而软。阴与阳同等。缓与迟相类。

迟而不数为迟呼吸三至，去来极迟。

无力，涩细而迟，往来难且散，或一止复来。参伍不调，涩类乎迟，浮而短，短而止。

不回，代来数中止，不能自还，因而复动。脉动而中止。

迟脉属阴，一息三至。小驶于迟，缓不及四。

二损一败，病不可治。两息夺精，脉已无力。

浮大虚散，或见芤革。浮小濡微，沉小细弱。

迟细为涩，往来难交。易散一止，参伍不调。

结则来缓，止而复来。代则来缓，止不能回。

有止，促来去数，时一止，复来，名曰促。累同阳盛则促。

有力，紧数如切绳状。脉来往有力，左右弹人手，如转索无常。

数而不迟为数_{去来促急，一曰一息六七至。一曰数者进之名。}

流利，滑_{往来前却，流利展转，替替然，与数相似。又曰漉漉}
如欲脱。滑与数相类。

关数，动_{阴阳相搏，见于关上。无头尾，如豆大，厥厥然动}
摇。数脉见关上，上下无头尾。

数脉属阳，六至一息。七疾八极，九至为脱。

浮大者洪，沉大牢实。往来流利，是谓之滑。

有力为紧，弹如转索。数见寸口，有止为促。

数见关中，动脉可候。厥厥动摇，状如小豆。

兼见脉

过于本位曰长_{实牢弦紧，皆有长脉。如循长竿末梢为平，如}
引绳、如循长竿为病。

不能满部曰短_{涩微动结，皆兼短脉。应指而回，不能满部。}

减于常脉一倍曰小_{濡弱微细，皆兼小脉。浮沉取之，悉皆损小。}

加于常脉一倍曰大_{洪实芤虚，皆兼大脉。浮取之，若浮而}
洪；沉取之，大而无力。

长则气治，过于本位。长而端直，弦脉应指。

短则气病，不能满部。不见于关，惟尺寸候。

奇经八脉

奇经八脉，其诊又别。直上直下，浮则为督。

牢则为冲，紧则任脉。寸左右弹，阳跷可决。

尺左右弹，阴跷可别。关左右弹，带脉当决。

尺外斜上，至寸阴维。尺内斜上，至寸阳维。

尺寸中央俱浮，直上直下者，督脉。中央实，尺寸俱牢，直上直下者，冲脉。横寸口边丸丸①者，任脉。前部左右弹者，阳跷。中部左右弹者，带脉。后部左右弹者，阴跷。从少阳之厥阴者，阴维。从少阴之太阳者，阳维。

诸脉体象

脉理精微，其体难辨。在心易了，指下难明。浮沉迟数，乃诸脉之纲领；举按呼吸，为诊法之定衡。举之有余，按之不足兮，脉为浮矣。举之不足，按之有余兮，脉以沉名。呼吸三至，而去来极迟兮，斯为迟脉；呼吸六至，而去来促急兮，当以数称。于是纲领既得，条目不失。浮则冠乎洪、芤、濡、散、虚、微；沉则统乎细、伏、弱、弦、牢、实；迟有缓、涩、结、代须辨；数有紧、滑、促、动当述。浮而有力兮，脉名为洪，指下极大，满而且充；无力为芤兮，绝类慈葱，两边虽实，中央则空；濡则极软而浮且细兮，如衣如帛而浮在水中；微乃极细而软欲绝兮，若有若无，而莫可形容；虚则迟大而软，空豁而隐于指下；散则虚大而散，涣漫而如无定踪。沉而有力，脉名为实兮，长大微强，隐指幅幅；状如弓弦，脉名为弦兮，举无按有，长而端直；革则弦大而似伏

---

① 丸丸：意为一团团。《晋书·艺术传·戴洋》："地赤如丹血丸丸。"

兮，伏则着骨而乃得；细则常有而但细兮，弱则沉细而软极。于是浮沉既审，迟数宜昭。缓则小驶于迟，而往来和缓；涩则往来短散，而参伍不调。涩又若轻刀之刮竹节，缓又若微风之飐柳条。结则往来既缓，时一止而复动；代则来数中止，不能还而气消。紧如切绳，亦如转索；滑若动珠，流利前却；促则往来既急数，而时复一止，譬若蹶者之起而复趋；动则上下无头尾，而见乎关上，形如豆大而动摇跃如。于是体象既立，形似宜分。浮芤与微涩而形同仿佛，弦紧与滑数而象类纷纭。革与实兮宜别，软与弱兮当寻。谓沉为伏，则方治永乖；以缓为迟，则危殆立至。况有数候俱见，异病同脉者乎？

诸脉主病

脉象既立，证候可推。采先圣之旨要，为后学之筌蹄。仍以浮沉迟数为纲领，更分寸关尺部为指归。庶寓目而脉若镜，俾临诊而证不迷。

浮脉

浮为在表兮，为风为虚。风则伤卫兮，虚则邪居经曰：邪之所凑，其气必虚。寸浮则中风发热，头痛而鼻塞。关浮则腹满虚胀，饮食必不思。尺浮为阳客下焦，风热而小便不利。更兼滑大，则腹满溺痛，而大便亦稀。尺寸俱浮，直上直下，或癫或痫，或腰背强痛而不可俯仰，此带脉为病。脉浮而大，在寸关尺。尺关寸格，关则张口肩息，而憺憺欲呕，为风在胃俞。浮而实大，浮而滑疾，皆曰脾不磨而宿食不化。浮缓为痹，浮紧为寒，必强痛不仁而邪在肌肤。浮短则肺伤而气少，浮迟则病劳而荣枯。

洪脉

若夫洪脉，为气为热。寸脉洪大，伤寒热病兮，胸胁满而痛且烦；尺中无有，为阳干阴兮，腰背疼而足胫寒。关洪兮胸热烦满，尺洪兮脬热便难。偏洪实滑为患积，大坚疾者为病癫。病速进在外，苦头痛发热痛肿者，其脉必洪大急弦。病心腹冷积结聚，喜热饮食者，其脉止关上襜襜①。

微脉

至如微、芤、虚、濡，总属虚寒之脉。阳微发汗兮，阴微自下。阳微不能呼兮，阴微不能吸。寸微寒衄而胸中短气兮；关微胃冷而心下拘急；尺微心力少而不欲言兮，少腹拘寒而足弱厥逆。或微而弱兮，或微而涩，气血俱虚兮，荣卫不足。或发寒热兮，疼烦汗出。或痹不仁兮，数欠吐沫。寸口微而尺紧兮，为阴在而阳不见，其人必虚损而多汗。寸微迟而尺沉兮，为血实而络胸臆，其人必痿薄而厥逆。微缓则为血崩兮，微滑则为带疾。微芤则唾血尿血兮，微数必汗出而振栗。

芤脉·濡脉·虚脉

芤为亡血之徵，寸为吐，尺为溺，关则膈腧伤而便血

---

① 襜（chān 掺）襜：摇动貌。《楚辞》曰："裳襜襜以含风。"王逸注："襜襜，摇貌。"

数斗。

濡乃虚冷之候，寸自汗，关脾弱，尺则风痹成而四逆难走。

脉虚血虚，为虚寒。为伤暑，伤暑则头痛自汗，虚寒则小便不禁。寸虚即寒在脾胃，而食不消化；尺虚即漏血胫寒，而痿痹脚疼。

沉脉

沉为在里兮，为水为实。水必兼弦滑兮，实必带弦急。或为遁尸①兮，或为鬼疰②。或为悬饮兮，或为积聚。关沉则心下苦满而吞酸，寸沉则胸中引胁而短气。尺沉腰背痛，若关上无者，心下喘急。尺沉关上有者，必心痛阴冷而脚痹。沉重而直前绝者，为血在肠间；沉重而中散者，因寒食而成瘕矣。沉而弱者，寒热疝瘕，小腹痛而发必堕落；沉而细者，下焦有寒，小便数而绞痛下利。

寸口沉细，名曰阳中之阴，病苦悲伤不乐，恶声恶闻人声少气，亦曰时汗出，阴气不通而臂不能举。尺脉沉细，名曰③阴中之阴，病苦两胫痿疼，不能久立，亦曰阴气衰，小便余沥而阴下痒湿。寸脉沉滑，为上肿、为风水；尺脉

---

① 遁尸：指突然发作心腹胀满刺痛气喘的病症。《太平圣惠方》五十六卷："遁尸者，言其停遁在人肌肉血脉之间。若卒有犯触即发动，令心腹胀满刺痛，喘息急，偏攻两胁，上冲心胸。"

② 鬼疰：又称流注，即流窜无定、随处可生的多发性深部脓疡。明代李时珍《本草纲目·果三·榧实》："常食，治五痔，去三虫蛊毒，鬼疰恶毒。"

③ 曰：原作"中"，据文义改。

沉滑，为下重、为寸白。又沉为血实，滑为气实，血气相搏，脏不可入入脏即死，入腑即愈。又沉则为水，紧则为寒。沉紧相搏，结在关元。沉迟兮，腹藏冷病；沉横兮，胁腹痛攒寸口脉沉而横者，胁下及腹中有横积痛。腹中有伏梁而脉沉虚者，必泄注；得冷即便下而脉沉紧者，乃上热而下寒。

实脉

若夫脉实血实，病属内因。寸实心劳，关实胃疼。寸实兮即热生脾肺，而呕逆气塞；尺实兮必小腹作痛，而小便不禁。实而兼紧兮，则胃中有寒，故饮食不能强进。时时呕利兮，恐稽留难治，虽卢扁①莫可回生。

伏脉

至于伏则挥霍扰乱，势必下注上冲。寸伏为胸中气逆，噎塞不通；关为中焦水气溏泄，尺则小腹癥疝痛攻。下或水谷不化，上或冷气冲胸。或为四肢厥逆，或为痛极难当。

牢脉

诊得牢居关部，脾胃气塞，热即腹满，响声汩汩。尺部亦满，阴中胀急。尺寸俱牢，上直下直。胸有寒疝，此为冲脉。尺脉牢长，关上却没。两胫苦重，腰腹痛极。

细脉·弱脉

若夫细则气少，弱则虚悸。寸脉若细兮，发热反吐；

---

① 卢扁：即古代名医扁鹊。因家于卢国，故又名"卢扁"。

胃虚腹满兮，关脉必细。尺寒脉细兮，谓之后泄。细滑附骨兮，食积谷气。尺脉细滑兮，妇人欲产。按之虚直，从高下坠。寸沉细而时直者，身有痛肿。寸沉细而带滑者，胁有积聚。左右皆满，痛引及背。细小紧急，病速进在中兮，腹寒刺痛，必内有疝瘕积聚。寸脉细数，即发热反吐兮。尺若细急，必足痿筋挛疼痹。

寸弱阳虚兮，必心悸自汗而短气。慎勿极劳兮，在饮食调理以消息。关弱胃虚兮，胃中虽有热而虚矣。热不可攻兮，攻之必热去而寒起。尺弱寸强，胃络脉伤。尺弱阳气少兮，骨烦发热，上热冲头面兮，下冷无阳。弱迟为卫微荣寒兮，必发热心饥，饥而虚满不食。弱缓则胸膈气填兮，必吞酸不食，噫为阳弱胃强。脉弱而弦，胸胁腰背并痛；弱小而涩，胃反血气俱伤。

迟脉·缓脉·涩脉

迟为在脏兮，迟则为寒。寸迟上寒兮，心痛吐酸。关胃尺下兮，风冷相干。迟涩血少，为中寒癥结等症；迟缓绞痛，乃亡血中风不安。迟缓须温食，食冷而咽即痛；迟滑必作胀，胀满而胸不宽。

缓则为风为虚，寸缓兮皮肤不仁，而风寒在肌；关缓兮饮食不欲，而脾胃气虚。尺缓兮脚弱下肿，便有沥馀。涩则少血多气，寸涩心痛而胃气不足；关涩逆冷而中热血虚；尺涩兮，或足胫逆冷而小便赤涩，或下血下利而汗出淋漓。寸大尺涩，滞气宿食。关涩坚大，按之有力。胃中实热，脾结肺塞。此为异脉，不可不识。

数脉

数为在腑兮，为虚为热。数则烦心兮，心下热结。寸数即为吐兮，胃脘有热而邪气上熏。关数则胃有客热兮，尺则恶寒便赤，而脐下热疼。阳数必吐血而口生疮兮，阴数必恶寒烦挠，而眠不获宁。寸口虚数，咳而声哑者，肺痿可虑。口燥实数，咳而隐痛者，肺痈必成。

滑脉

滑为实为下兮，亦为鬼疰。滑主血多兮，或曰少气。滑而冲和者，无病而有娠。滑浮微疾者，新病或病肺。寸滑阳实，胸中壅满，而必成吐逆。关滑胃热，气满不食而食入还出。尺脉滑者，男溺血而女经闭，盖为血气俱实。兼浮大者，小腹痛而不能尿，尿则阴中痛急。滑而浮散者，中风摊缓；尺偏滑疾者，外热面赤。更有关上脉滑，而大小不匀者，是病方进，发动不出两日。其人欲多饮，而饮即注利者，视其止否，生死于焉可测。

紧脉

紧则为寒兮，紧亦为实。浮紧伤寒兮，沉紧宿食。伤寒则寸紧而头痛骨疼，伤食则关紧而心满痛急。又人迎紧盛为伤寒，气口紧盛为伤食。寸口浮紧，为膈寒水气。紧而滑疾，定蛔动呕逆。寸紧疝瘕腹痛，尺紧脐下痛极。紧而急者遁尸，驶而紧者鬼击①。

弦脉 附：革脉

弦为痛痹兮，为风痉，为疟疾。偏弦为饮兮，双弦当病胁。胁下拘急而痛兮，其人必恶寒之啬啬。阳弦头痛而阴弦腹痛兮，弦迟多寒而弦数多热。寸弦头痛有水气，而心下愊愊兮，降寸口者为头痛，上寸口者为宿食。关弦胃气虚而胃中有寒兮，心下必然厥逆。尺弦小腹疼而有疝瘕兮，脚中必然拘急。弦而钩者，胁下刀刺，状如飞尸，至困不死。弦而紧者，卫气不行，恶寒，水走肠间有声。左关弦紧，胁痛伤脏，瘀血内凝。弦紧而细，寒痹瘕癥。寸关尺部，心胃脐分。弦大为革，亡血失精。半产漏下，妇人之徵。关若弦大，痛绕脐轮。弦小寒澼，弦迟宜温。此诸脉之见证，聊掇拾以敷陈。

结脉·促脉·代脉·动脉·长脉·短脉·散脉·大脉·小脉

至若阴盛则结，阳盛则促。安卧脉盛，谓之脱血。上盛则气高，下盛则气胀。长则气治，短则气病。阳动则汗出，阴动则发热。大则病进，代则气衰，代散则死。诸脉宜忌，各有条理。须备考夫《脉经》，毋遗彼而泥此。

---

① 鬼击：又名鬼排。指疫疠之气感染于人，突然感觉如有人以刀矛刺状，胸胁腹急痛，不可按，或即吐血，或鼻中出血，或下血。

迟	洪	紧	弦	实	滑	芤	浮		数	细	伏	沉	微	涩	弱	濡	缓
○			劳	虚阳	○		虚	虚	○	○					○		下
								实				○					
	实							气			虚	上	少	○		虚	虚
				闭经	血失			血			虚	败	少				少
					○			风							○	○	○
○	○	○	○					寒		○		○					
								湿								痹	痹
		○	○				○	热	○								
	○		○				○	喘					○				
○	○		○				○	满闷									
	○		○					咳嗽						血			
							○	利下			泄	泄	泄			○	○
○	○	○	○					痛	○	○	疝		心				○
○	○	○					○	水							○		
			○				○	呕吐	○	○	霍乱						
饮	饮	饮	痰					痰饮				痰					
					○			宿食				○					
			○					癖积		○	○	○					
		蛊		○		肠痈	○	自汗				○		○		○	
	○							肠痈				○		○		○	
			○					疟									

　　愚按：经曰：代散则死。丹溪释曰：代其死脉，不分三部，随应皆是。余尝诊善化令黄桂岩，脉三动一止，良久不能自还，决其必死。后病寻愈，深以为异。乃遍检诸家脉法，至滑伯仁《诊家枢要》，其言谓无病羸瘦，其脉代止，真危亡之兆。若因病血气骤损，以致元气不续，或风家痛家，脉见止代，只为病脉。又周梅屋《医学碎金》

谓老者生，少者死。盖桂岩年当髦耋，又是病后，所以不忌代脉。医非博涉，未易语也。

丹溪手镜图

促去来数，而一止复来，皆以痰饮气血，留滞不行。

结去来缓，时一止，复来，皆积。

动为恐，为痛，为惊，为革。

革、代、散死。又革为虚寒。

丹溪评脉

凡男女当以左手尺脉常弱，右手尺脉常盛为平。

脉诸按之不鼓，为虚寒。

脉诸搏手，为寒凉，或寒药致之。

脉两手相似，而右为甚，或责胃虚。

脉少有力，胜则似止，元气不及。

脉诸短为虚，诸大为虚。

脉涩而盛大，外怕寒，证名寒中。注云：寒留于血，脉涩故大也。

脉涩与弦而大，按之有力为实，无力为虚。

脉滑，关已上见为大热，关已下见为大寒。注云：水并于上从火化，火并于下从水化。

脉沉迟，寸微滑者为实。

寸微尺紧，其人虚损，为阴盛阳微故也。

脉小而虚，不可损气；脉大而实，不可益气。

两寸短小，谓阳不足，病在下。

两尺不见，或短小，乃食塞，当吐之。

两寸不足，求之脾胃，当从阴引阳。

两尺脉虚为寒，宜姜、附。

两关脉实，上不至发汗，下不至利小便。

两关沉细，此虚也，宜温补之。

右肾属火，补之，巴戟、杜仲；左肾属水，补之，地黄、山茱萸、黄柏。

伤寒寸脉浮滑者，有痰宜吐。

杂病寸脉沉者，属痰，宜吐。

凡脉有力者为实，无力者为虚。假令脉浮，则为阳盛阴虚；脉沉，则为阴盛阳虚。此有则彼无，彼有则此无。又如弦，木实、金亏、土虚也。

凡脉来者为阳、为气，去者为阴、为血。假令来疾去迟，为阳有余而阴不足，故曰外实内虚。出候外，入候内。

久卒病死脉

长病，脉虚而涩，虚而滑，虚而缓，虚而弦，虚而结，浮而滑，实而滑，实而大，微而伏，细而软，如屋漏，如雀啄，如羹上肥，如蜘蛛丝，如霹雳，如贯珠，如水淹，皆死脉也。卒病与长病条下反者，死候。

形脉不相应

肥人脉细欲绝者死。瘦人脉躁者死。身涩脉滑者死。身滑脉涩者死。身小脉大者死。身大脉小者死。身短脉长者死。身长脉短者死。

附：紫虚脉诀 月池李言闻删补，笠泽施沛考定

人身之脉，本乎先天。自祖溯宗，一脉相传。父母构精，两神合焉。

肾间动气，实居形先。随母呼吸，胎息绵绵。十月降生，始资后天。

天食五气，地食五味。五气入鼻，藏于心肺。五味入口，藏于肠胃。

五脏六腑，皆以受气。清者为营，浊者为卫。营行脉中，卫行脉外。

壅遏营气，令无所避。是谓脉也，血之府也。脉不自行，随气而至。

气动脉应，阴阳之义。气如橐籥，血如波澜。血脉气息，上下循环。

十二经中，皆有动脉。独取寸口，吉凶可测。手太阴肺，上系吭嗌。

脉之大会，息之出入。初持脉时，令彼仰掌。掌后高骨，是谓关上。

阳出阴入，以关为界。关前为阳，关后为阴。寸关与尺，三部停匀。

左右六部，一部两经。一脏一腑，一表一里。浮为在表，沉为在里。

迟则在脏，数则在腑。左寸属心，合于小肠。膻中主气，心主宫墙。

关为肝胆，尺肾膀胱。右寸属肺，大肠同条。关则脾胃，尺命与胞。

寸关尺部，分配三焦。寸射胸上，关候膈下。尺候于脐，下至跟踝。

左脉候左，右脉候右。病随所在，不病者否。左大顺男，右大顺女。

关前一分，人命之主。左为人迎，右为气口。神门决断，两在关后。

人无二脉，病死不愈。男女脉同，惟尺则异。阳弱阴强，反此病至。

脉有七诊，曰浮中沉。上下左右，消息求寻。又见九候，举按轻重。

三部浮沉，各候五动。浮为心肺，沉为肾肝。脾胃中州，浮沉之间。

心脉之浮，浮大而散。肺脉之浮，浮涩而短。肝脉之沉，沉而弦长。

肾脉之沉，沉实而濡。脾胃属土，脉宜和缓。命为相火，左寸同断。

春弦夏洪，秋毛冬石。四季和缓，是谓平脉。太过实强，病生于外。

不及虚微，病生于内。春得秋脉，死在金日。五脏准此，推之不失。

四时百病，胃气为本。脉贵有神，不可不审。调停自气，呼吸定息。

四至五至，平和之则。三至为迟，迟则为冷。六至为数，数即热证。

转迟转冷，转数转热。迟数既明，浮沉当别。浮沉迟数，辨内外因。

外因于天，内因于人。天有阴阳，风雨晦冥。人喜怒忧，思悲恐惊。

外因之浮，则为表证。沉里迟阴，数则阳盛。内因之浮，虚风所为。

沉气迟冷，数热何疑？浮数表热，沉数里热。浮迟表虚，沉迟冷结。

表里阴阳，风气冷热。辨内外因，脉证参别。脉理浩繁，总括于四。

既得提纲，引申触类。浮脉法天，轻手可得。泛泛在上，如水漂木。

有力洪大，来盛去悠。无力虚大，迟而且柔。虚甚则散，涣漫不收。

有边无中，其名曰芤。浮小为濡，绵浮水面。濡甚则微，不任寻按。

沉脉法地，近于筋骨。深深在下，沉极为伏。有力为牢，实大弦长。

牢甚则实，幅幅而强。无力为弱，柔小如绵。弱甚则细，如蛛丝然。

迟脉属阴，一息三至。小驶于迟，缓不及四。二损一败，病不可治。

两息夺精，脉已无气。浮大虚散，或见芤革。浮小濡微，沉小细弱。

迟细为涩，往来极难。易散一止，止而复还。结则来缓，止而复来。

代则来缓，止不能回。数脉属阳，六至一息。七疾八极，九至为脱。

浮大者洪，沉大牢实。往来流利，是谓之滑。有力为紧，弹如转索。

数见寸口，有止为促。数见关中，动脉可候。厥厥动摇，状如小豆。

长则气治，过于本位。长而端直，弦脉应指。短则气病，不能满部。

不见于关，惟尺寸候。一脉一形，各有主病。数脉相兼，则见诸证。

浮脉主表，里必不足。有力风热，无力血弱。浮迟风虚，浮数风热。

浮紧风寒，浮缓风湿。浮虚伤暑，浮芤失血。浮洪虚火，浮微劳极。

浮濡阴虚，浮散虚剧。浮弦痰饮，浮滑痰热。沉脉主里，主寒主积。

有力痰食，无力气郁。沉迟虚寒，沉数热伏。沉紧冷痛，沉缓水畜。

沉牢痼冷，沉实热极。沉弱阴虚，沉细痹湿。沉弦饮痛，沉滑宿食。

沉伏吐利，阴毒聚积。迟脉主脏，阳气伏潜。有力为痛，无力虚寒。

数脉主腑，主吐主狂。有力为热，无力为疮。滑脉主痰，或伤于食。

下为畜血，上为吐逆。涩脉少血，或中寒热。反胃结肠，自汗厥逆。

弦脉主饮，病属胆肝。弦数多热，弦迟多寒。浮弦支饮，沉弦悬痛。

阳弦头痛，阴弦腹痛。紧脉主寒，又主诸痛。浮脉表寒，沉紧里痛。

长脉气平，短脉气病。细则气少，大则病进。浮长风痫，沉短宿食。

血虚脉虚，气实脉实。洪脉为热，其阴则虚。细脉为湿，其血则虚。

缓大者风，缓细者湿。缓涩血少，缓滑内热。濡小阴虚，弱小阳竭。

阳竭恶寒，阴虚发热。阳微恶寒，阴微发热。男微虚损，女微泻血。

阳动汗出，阴动发热。为痛与惊，崩中失血。虚寒相搏，其名为革。

男子失精，女子失血。阳盛则促，肺痈阳毒。阴盛则结，疝瘕积郁。

代则气衰，或泄脓血。伤寒心悸，女胎三月。脉之主病，有宜不宜。

阴阳顺逆，凶吉可推。中风浮缓，急实则忌。浮滑中痰，沉迟中气。

尸厥沉滑，卒不知人。入脏身冷，入腑身温。风伤于卫，浮缓有汗。

寒伤于营，浮紧无汗。暑伤于气，脉虚身热。湿伤于血，脉缓细涩。

伤寒热病，脉喜浮洪。沉微涩小，证反必凶。汗后脉静，身凉则安。

汗后脉躁，热甚必难。阳病见阴，病必危殆。阴病见阳，虽困无害。

上不至关，阴气已绝。下不至关，阳气已竭。代脉止歇，脏绝倾危。

散脉无根，形损难医。饮食内伤，气口急滑。劳倦内伤，脾脉大弱。

欲知是气，下手脉沉。沉极则伏，涩弱久深。大郁多沉，滑痰紧食。

气涩血芤，数火细湿。滑主多痰，弦主留饮。热则滑数，寒则弦紧。

浮滑兼风，沉滑兼气。食伤短疾，湿留濡细。疟脉自弦，弦数者热。

弦迟者寒，代散者折。泄泻下痢，沉小滑弱。实大浮洪，发热则恶。

呕吐反胃，浮滑者昌。迟数紧涩，结肠者亡。霍乱之候，脉代勿讶。

厥逆迟微，是则可怕。咳嗽多浮，聚肺关胃。沉紧小危，浮濡易治。

喘急息肩，浮滑者顺。沉涩肢寒，散脉逆证。病热有火，洪数可医。

沉微无火，无根者危。骨蒸发热，脉数而虚。热而涩小，必殒其躯。

劳极诸虚，浮软微弱。土败双弦，火炎急数。诸病失血，脉必见芤。

缓小可喜，数大可忧。瘀血内畜，却宜牢大。沉小涩微，反成其害。

遗精白浊，微涩而弱。火盛阴虚，芤濡洪数。三消之脉，浮大者生。

细小微涩，形脱可惊。小便淋闭，鼻头色黄。涩小无血，数大何妨？

大便燥结，须分气血。阳数而实，阴迟而涩。癫乃重阴，狂乃重阳。

浮洪吉兆，沉急凶殃。痫脉宜虚，实急者恶。浮阳沉阴，滑痰数热。

喉痹之脉，数热迟寒。缠喉①走马②，微伏则难。诸风眩运③，有火有痰。

左涩死血，右大虚看。头痛多弦，浮风紧寒。热洪湿细，缓滑厥痰。

气虚弦软，血虚微涩。肾厥弦坚，真痛短涩。心腹之痛，其类有九。

细迟从吉，浮大延久。疝气弦急，积聚在里。牢急者生，弱急者死。

腰痛之脉，多沉而弦。兼浮者风，兼紧者寒。弦滑痰

① 缠喉：又名缠喉风、喉痹。《喉白阐微》："喉间白腐一证，俗名白菌，即白缠喉是也。"疑为今之白喉。

② 走马：指走马疳，即坏疽性口炎，又称口颊坏疽，可见牙缝出血，牙齿松动欲脱，肉烂漏落。

③ 眩运：病证名。即眩晕。"运"通"晕"。《医碥·眩晕》："晕与运同，旋转也。所见之物，皆旋转如飞，世谓之头旋是也。"

饮，濡细肾著①。

大乃肾虚，沉实闪朒。脚气有四，迟寒数热。浮滑者风，濡细者湿。

痿病肺虚，脉多微缓。或涩或紧，或细或濡。风寒湿气，合而为痹。

浮涩而紧，三脉乃备。五疸实热，脉必洪数。涩微属虚，切忌发渴。

脉得诸沉，责其有水。浮气与风，沉石或里。沉数为阳，沉迟为阴。

浮大出厄，虚小可惊。胀满脉弦，土制于木。湿热数洪，阴寒迟弱。

浮为虚满，紧则中实。浮大可治，虚小危极。五脏为积，六腑为聚。

实强者生，沉细者死。中恶腹胀，紧细者生。脉若浮大，邪气已深。

痈疽浮数，恶寒发热。若有痛处，痈疽所发。脉数发热，而痛者阳。

不数不热，不疼阴疮。未溃痈疽，不怕洪大；已溃痈疽，洪大可怕。

肺痈已成，寸数而实。肺痿之形，数而无力。肺痈色

---

① 肾著：又名肾着，以腰冷重痛为主要见症，因于寒湿外侵，痹着于腰部所致，腰为肾之外府，故以"肾著"名之。肾著汤（即甘草干姜茯苓白术汤）主之。

白，脉宜短涩。

不宜浮大，唾糊呕血。肠痈实热，滑数可知，数而不热，关脉芤虚。

微涩而紧，未脓当下。紧数脓成，切不可下。妇人之脉，以血为本。

血旺易胎，气旺难孕。少阴动甚，谓之有子。尺脉滑利，妊娠可喜。

滑疾不散，胎必三月，但疾不散，五月可别。左疾为男，右疾为女。

女腹如箕，男腹如釜。欲产之脉，甚至离经。水下乃产，未下勿惊。

新产之脉，缓滑为吉。实大弦实，有证则逆。小儿之脉，七至为平。

更察色证，与虎口文。奇经八脉，其诊又别。直上直下，浮则为督。

牢则为冲，紧则任脉。寸左右弹，阳蹻可决。尺左右弹，阴蹻可别。

关左右弹，带脉当决，尺外斜上，至寸阴维。尺内斜上，至寸阳维。

督脉为病，脊强癫痫。任脉为病，七疝①瘕坚②。冲脉

---

① 七疝：病名。出《素问·骨空论》。为冲疝、狐疝、癫疝、厥疝、瘕疝、㿉疝、癃疝。
② 瘕坚：指腹部肿块，无形的气聚，部位不定的叫瘕；有形的血聚，部位固定的叫坚积。

为病，逆气里急。

带主带下，脐痛精失。阳维寒热，目眩僵仆。阴维心痛，胸胁刺筑。

阳跷为病，阳缓阴急。阴跷为病，阴缓阳急。癫痫①瘛疭②，寒热恍惚。

八脉脉证，各有所属。平人无脉，移于外络。兄位弟乘，阳溪列缺。

病脉既明，吉凶当别。经脉之外，又有真脉。肝绝之脉，循刀责责。

心绝之脉，转豆躁急。脾则雀啄，如屋之漏。如水之流，如杯之覆。

肺绝如毛，无根萧索。麻子动摇，浮波之合。肾脉将绝，至如省客。

来如弹石，去如解索。命脉将绝，虾游鱼翔。至如涌泉，绝在膀胱。

真脉既形，胃已无气。参察色证，断之以臆。

---

① 癫痫：指突然跌倒，四肢抽搐，口吐白沫，牙关紧闭，喉中有声，或如羊如猪叫声。

② 瘛疭（chìzòng 翅纵）：又作瘈疭。瘛者，筋脉急也。疭者，筋脉缓也。急则引而缩，缓则纵而伸，或伸动而不止，名曰瘛疭，俗谓之抽搐，抽筋，抽风。

手检图<small>此图得之心悟，与原图迥别</small>

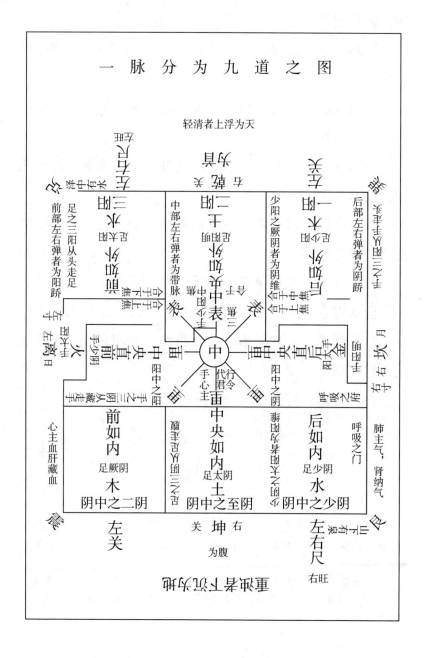

一 脉 分 为 九 道 之 图

轻清者上浮为天

前如内 足厥阴

木 阴中之二阴

左关

前 如内 中央如内 土 阴中之至阴 足太阴

坤 右 为腹

后如内 足少阴 水 阴中之少阴

左右尺 右旺

心主血肝藏血

中

手检图二十一部说

愚按：经言：气口独为五脏主。又云：肺朝百脉。又云：气口成寸，以决死生。故气口之中，阴阳交会，中有五部，前后左右，分为九道。又阴跷阳跷，阴维阳维，阴结阳结，及带脉，又为七部，共成二十一部，统十二经脉，并奇经八脉，此乃岐伯所授黄帝之秘诀也。向来但传三部，而不明九道，故奇经之脉，世无知者。宋·林亿始以手检图补在《脉经》之末，然直存旧目，无从考证。至我明李濒湖，杜撰为图，分左右两手各为九道，殊为牵合附会。且其图全无义理，览之益令人瞆瞆。余反覆玩味，至穷岁月。一旦恍若有悟，质之异人，撰为此图，并将《脉经》原文，稍为诠次，以附阴阳诸论之后。俾明心人便于参证，以阐千古之秘藏也。

黄帝问曰：肺者，人之五脏华盖也。上以应天，解理万物，主行精气。法五行四时，知五味。寸口之中，阴阳交会，中有五部，前后左右，各有所主，上下中央，分为九道。浮、沉、结、散，知邪所在，其道奈何，岐伯对曰：

前如外者，足太阳也。中央如外者，足阳明也。

后如外者，足少阳也。中央直前者，手少阴也。

中央直中者，手心主也。中央直后者，手太阴也。

前如内者，足厥阴也。中央如内者，足太阴也。

后如内者，足少阴也。以上九道。

前部左右弹者，阳跷也。中部左右弹者，带脉也。后部左右弹者，阴跷者。

从少阳之厥阴者，阴维也。从少阴之太阳者，阳维也。

来大时小者，阴结也。来小时大者，阳结也。以上七部。

足太阳主病

前如外者，足太阳也。动，苦目眩，头项腰背强痛，男子阴下湿痒，女子月水不利，少腹痛引命门，阴中痛，子脏闭。浮为风，涩为寒，滑为劳热，紧为宿食。

足阳明主病

中央如外者，足阳明也。动，苦头痛面赤。滑为饮，浮为大便不利。涩为嗜卧，肠鸣，不能食，足胫痹。

足少阳主病

后如外者，足少阳也。动，苦腰、背、胻、股、肢节痛。浮为气涩。涩为风血。急为转筋，为劳。

足厥阴主病

前如内者，足厥阴也。动，苦少腹痛引腰，大便不利，小便难，茎中痛。女子月水不利，阴中寒，子户壅绝，内少腹急。男子疝气，两丸上入，淋也。

足太阴主病

中央如内者,足太阴也。动,苦胃中痛,腹满,上脘有寒食不下,病以饮食得之。咳唾有血,足胫寒,少气身重,从腰上状如坐水中。沉涩者,苦身重,四肢不动,食不化,烦满不能卧,足胫痛,苦寒,时咳血,泄利黄。

足少阴主病

后如内者,足少阴也。动,苦少腹痛,与心相引,背痛,淋。从高堕下,伤于尻内,便血里急。月水来,上抢心胸,胁满拘急,股里急也。

手少阴主病

中央直前者,手少阴也。动,苦心痛,微坚,腹胁急实,坚者为感忤,纯虚者为下利肠鸣。滑者为有娠,女子阴中痒痛,痛出玉门上一分前。

手心主主病

中央直中者,手心主也。动,苦心痛,面赤,食苦咽,多喜怒。微浮苦悲伤恍惚。涩为心下寒。沉为恐怖,如人将捕之状,时寒热有血气。

手太阴主病

中央直前者,手太阴也。动,苦咳逆,气不得息。浮为内风。沉为热。紧为胸中积热。涩为时咳血。

阳跷主病

前部左右弹者，阳跷也。动，苦腰背痛，癫痫风恶，偏枯①僵仆②，羊鸣③，痹痹皮肤，身体强。微涩为风。

带脉主病

中部左右弹者，带脉也。动，苦少腹痛引命门，女子月水不来，绝继复下，令人无子。男子苦少腹拘急，或失精也。

《脉经》云：诊得带脉，左右绕脐腹腰脊痛冲阴股也。

阴跷主病

后部左右弹者，阴跷也。动，苦癫痫寒热，皮肤强痹，少腹痛，里急，腰胯相连痛，男子阴疝，女子漏下不止。

阳维主病

从少阳斜至太阳者，阳维也。动，苦肌肉痹痒，癫疾，僵仆羊鸣，手足相引，甚者失音不能言。

《脉经》云：诊得阳维脉浮者，暂起目眩，阳盛实，苦肩膝洒洒如寒。

阴维主病

从少阳斜至厥阴者，阴维也。动，苦癫痫僵仆，羊鸣

---

① 偏枯：指半身不遂。
② 僵仆：跌倒。
③ 羊鸣：指羊痫风，突然跌倒，牙关紧闭，喉中有声，如羊叫声。

失音，肌肉淫痒，汗出恶风。

《脉经》云：诊得阴维脉，沉大而实者，苦胸中痛，胁下支满，心痛。诊得阴维如贯珠者，男子两胁实，腰中痛，女子阴中痛，如有疮状。

阴络主病

脉来暂大暂小，是阴结也。动，苦肉痹，应时自发，身洗洗也。

阳络主病

脉来暂小暂大者，是阳结也。动，苦皮肤痛，下部不仁，汗出而寒也。

愚按：以上俱出手检图，余采《脉经》，以足奇经八脉，附载于后。

冲督二脉

两手脉浮之俱有阳，沉之俱有阴。阴阳皆实盛者，此为冲督之脉也。冲督之脉者，十二经之道路也。冲督用事，则十二经不复朝于寸口，其人皆苦恍惚狂痴。不者，必当犹豫有两心也。

冲脉：脉来中央坚实，尺寸俱牢，直上直下者，此为冲脉。动，苦少腹痛，上抢心，胸中有寒疝瘕，绝孕遗溺，胁支烦满也。

督脉：尺寸中央俱浮，直上直下者，此为督脉。动，苦腰背僵痛，不得俯仰，膝寒，大人癫病，小儿风痫疾。

任脉

横寸口边丸丸，此为任脉。苦腹中有气，如指上抢心，拘急不得俯仰。一又云：脉来紧细实长，至关者任脉也。动者，少腹绕脐下，引横骨阴中切痛。

校注后记

一、著作及作者介绍

《脉微》二卷，为明末医家施沛所纂述，成书于明崇祯十二年（1639），啬斋藏板，为孤本。此书汇明代及以前的脉学专论，结合施沛的实践经验和脉学观点由浅入深地归纳了简单易学、切实可用的脉学内容。施沛（1585—1661），字沛然，自称笠泽居士，堂号笠泽草堂。号元元子、一鹤道人。华亭人（今上海松江，古称笠泽），为明代大藏书家施大经之子。他自幼习儒而通医，精医学，善辨证，擅治伤寒。为贡生。天启（1621—1627）年初，授河南廉州通判，后调署钦州。与当时名医李中梓、秦昌遇交往甚密，著书颇丰。施沛所撰的医学著作见藏于国内的有4种：《脉微》（孤本）、《经穴指掌图书》（残本）、《祖剂》（附《云起堂诊籍》均为明代孤本）。但除《祖剂》（附《云起堂诊籍》）已经点校出版外，其他医籍均不为世人所知。实际上施沛所撰的医学著作还有很多，如其医学丛书《灵兰集》就收有施氏所纂辑的医书有8种，除《脉微》《经穴指掌图书》《祖剂》《云起堂诊籍》4种外，还有《素问逸篇》《脏腑指掌图书》《医医》《说疗》等。

二、著书动机

施沛在其序言中表达了著书动机。他崇尚西晋王叔和

《脉经》，但认为《脉经》曲高和寡，不易推广，认为《脉经》"昧不能读，读不能解，解不能明"。而高阳生的《脉诀》通俗易懂，简单易学。他认为：《脉诀》行而《脉经》隐，应该使"微者著，晦者明，隐者见"。

三、学术思想与特色

1. 独树一帜，倡导"独取寸口"之法

施沛具有扎实的理论基础，又有丰富的临床经验，抒发己见，施沛认为"诊脉之法，自古及今，独取寸口"。他认为：脉之理洵微至道，变化无穷；微妙在脉，不可不察；但脉理精微，其体难辨。自《内》《难》以来，诊脉须寸口、趺阳、人迎三部九候的遍身诊法，但施氏视此法为奇说异端，他据《素问》"气口独为五脏主"之说，条分缕析，阐明了把寸口诊脉的依据和重要意义，努力表达了自己的独到见解。他认为三部九候的遍身诊法是当时古人据此进行针刺疗法，审察气血盛衰，以决定迎随补泻的一种方法，不是说古人必须依靠十二经的动脉来诊察全身疾病的方法。同时他也反对刻板地把诊脉的部位和人体脏腑相对应加以机械化和绝对化，强调灵活变通。《脉微》是一本既方便脉诊学习，又有比较系统理论的脉学专著。

2. 博采众家之长，图文并茂，精辟灼见

施沛引经据典，从《素问》《灵枢》寻求依据，将纷繁复杂的脉学理论变成简单明了、易学易懂的精致图解和朗朗上口的歌括骈语。《脉微》的脉理脉络，延宋朝崔嘉彦的四脉为纲说，承元末明初医家滑伯仁之六脉为准绳。施沛对脉学"心领神会，援笔图之"，把复杂的脉学内容提纲挈领地绘成简单易懂的"阴阳离合分配六位"图和"一脉分成九道"的精细绘图二帧，同时将脉诊的内容、方法、意义用通俗易懂、易记易学的歌括骈语韵语形式全面、丰富地呈现出来。他反对当时医家常用的解释脉学的七表、八里、九道脉的繁琐分类方法，发煌古义，融会新知，博古通今，启迪后学。

《脉微》又名《脉要精微》，但序言卷首作《脉微》小序，故以此名为准。《脉微》在国内有藏，现藏中国中医科学院图书馆。为明崇祯十二年（1639）刊本，此本在国内属孤本。

总 书 目

本　草

V